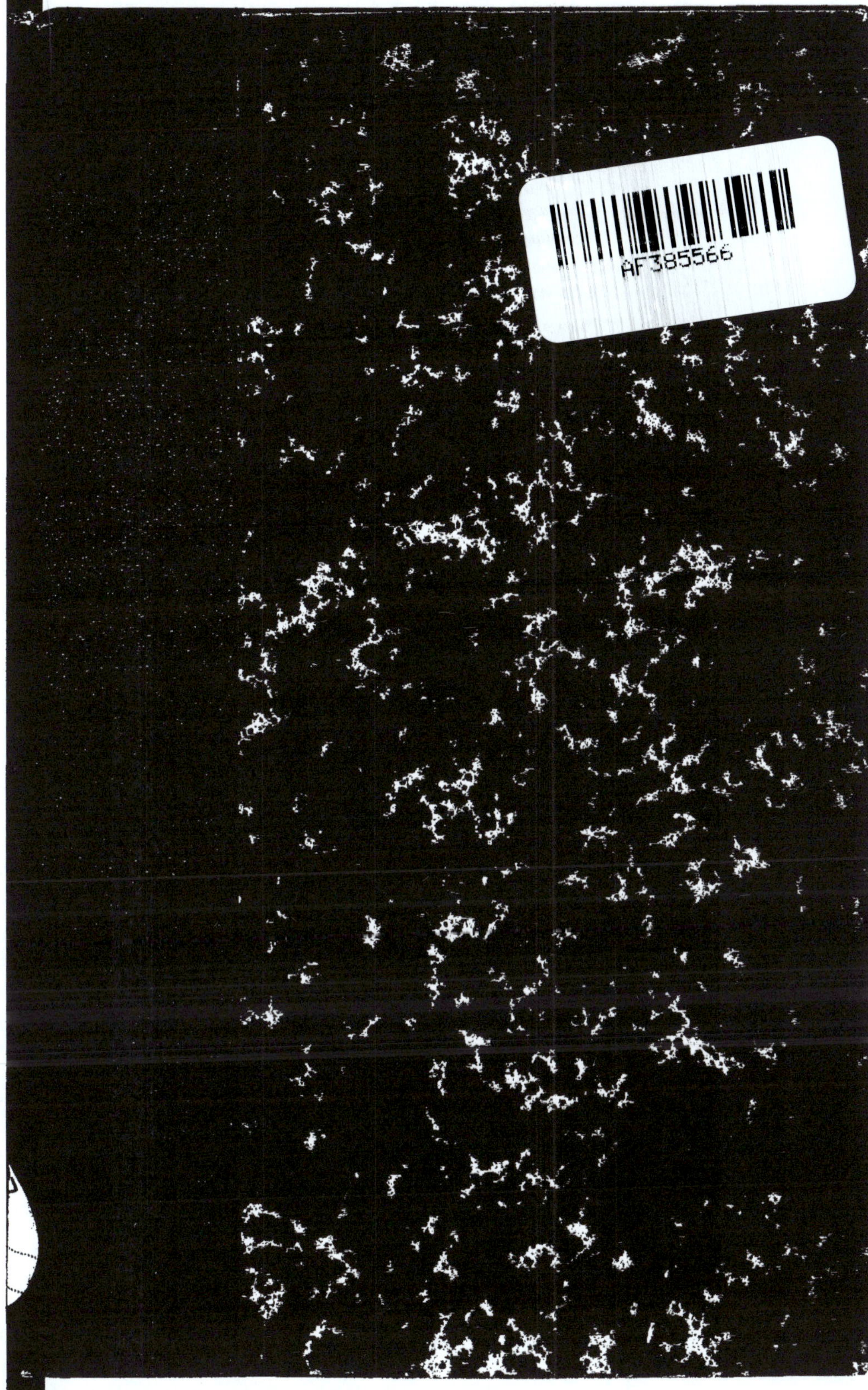

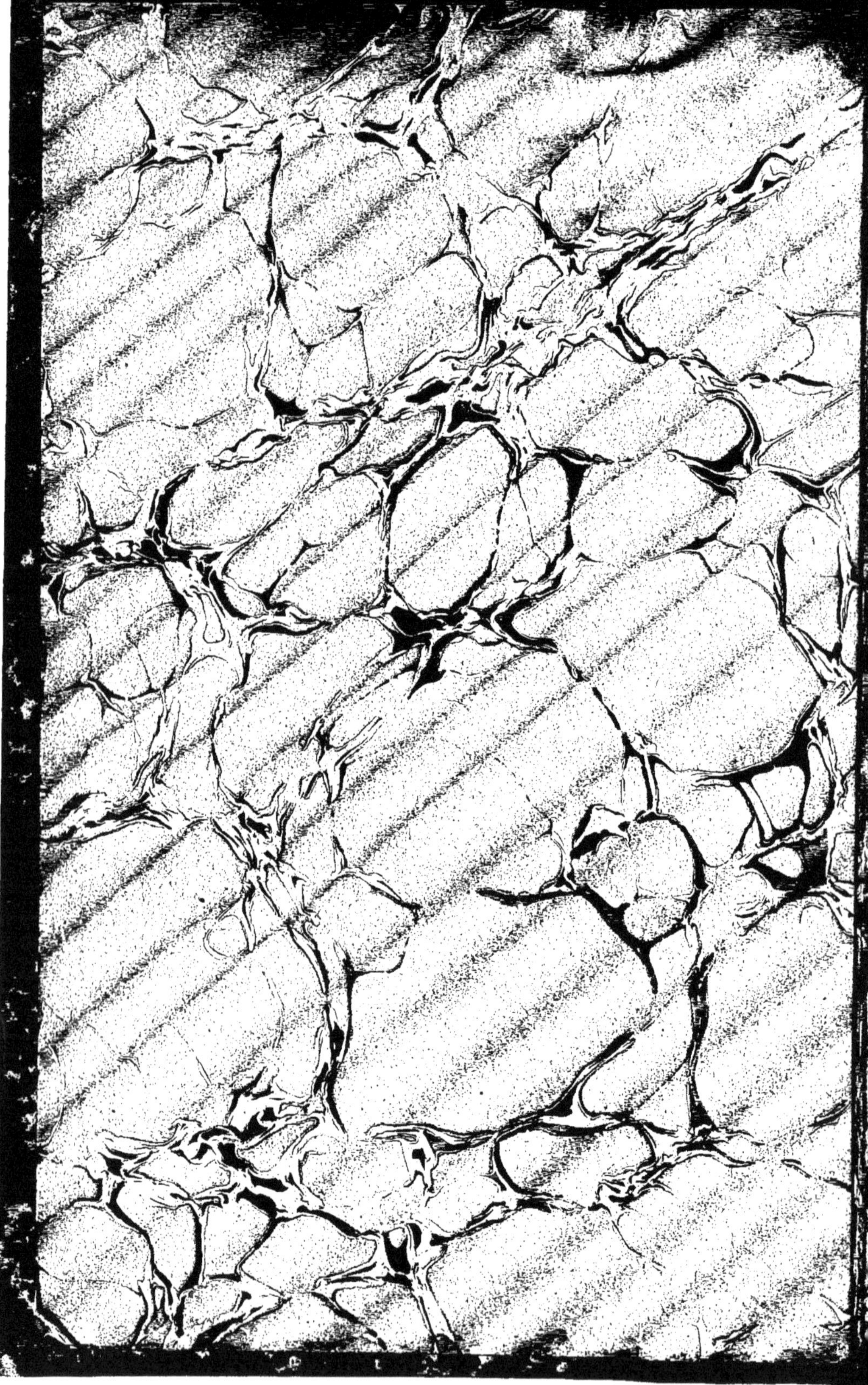

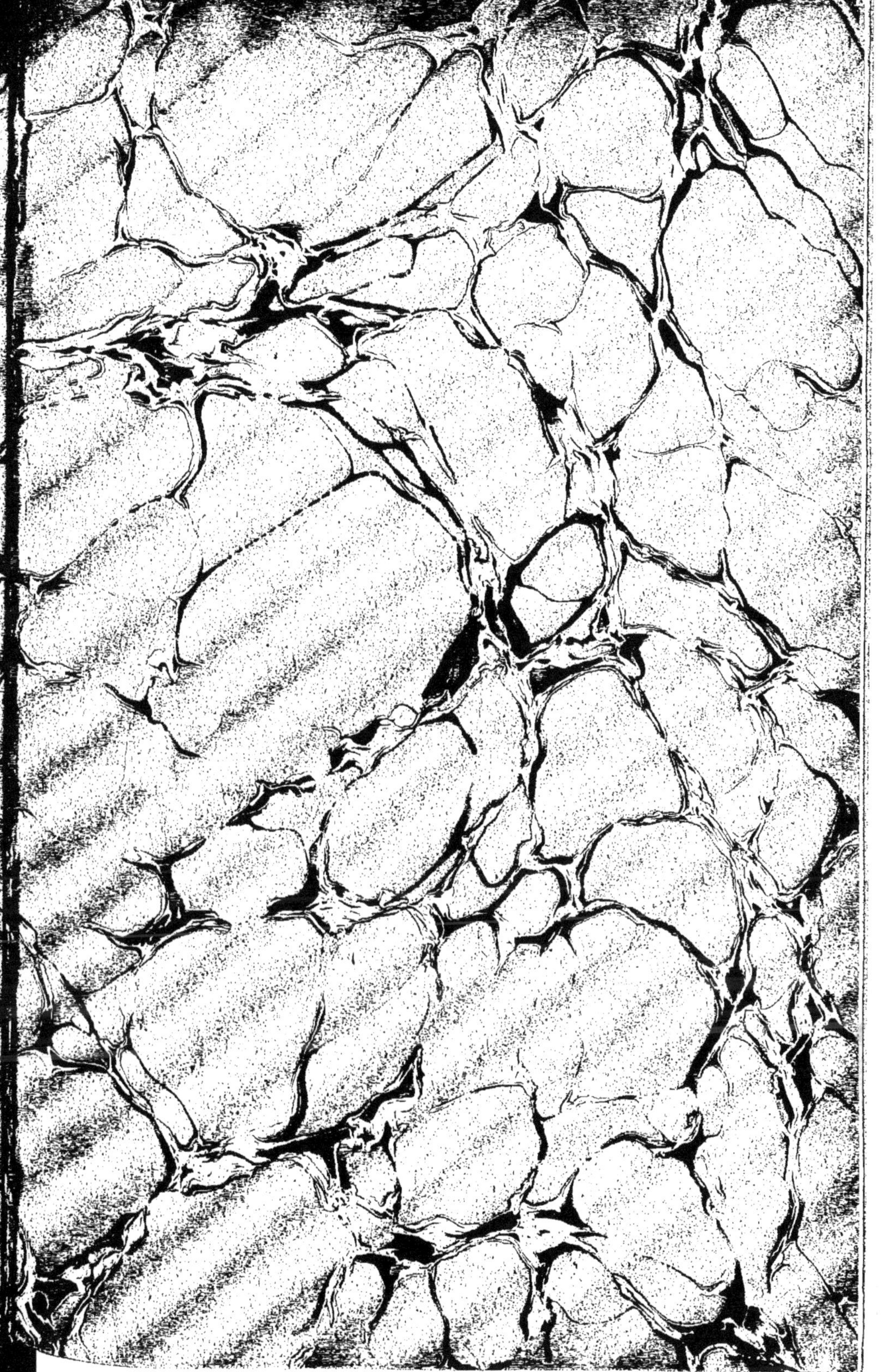

CONTRIBUTION A L'ÉTUDE

DE LA

PATHOLOGIE DES ALTITUDES

LA

TUBERCULOSE PULMONAIRE

Dans ses rapports
avec le climat et les races au Plateau de Bogota

PAR

RESTREPO-H. (Alberto-Isidoro-Emiliano)

DOCTEUR EN MÉDECINE DE LA FACULTÉ DE BOGOTA
ET DE LA FACULTÉ DE PARIS

PARIS

OLLIER-HENRY, LIBRAIRE-ÉDITEUR
11, 13, RUE DE L'ÉCOLE-DE-MÉDECINE, 11, 13

1890

A MON PÈRE ET A MA MÈRE

En témoignage d'amour et de gratitude.

A MES FRÈRES ET A MES SŒURS

A LA MÉMOIRE DU Dr ANTONIO VARGAS-REYES

Dont les efforts contribuèrent si puissamment à la création de la
Faculté de médecine de Bogota.

Hommage de vénération au savant et au philantrope.

CONTRIBUTION A L'ÉTUDE
DE LA
PATHOLOGIE DES ALTITUDES

LA TUBERCULOSE PULMONAIRE

Dans ses rapports avec le climat et les races au Plateau de Bogota

---

INTRODUCTION

En présentant cette étude sur la phthisie pulmonaire dans ses rapports avec le climat et les races au Plateau de Bogota, nous n'avons pas la prétention d'introduire des idées nouvelles dans la science au sujet d'une maladie aussi connue et aussi étudiée que la phthisie. Nous voulons seulement faire connaître les diverses particularités, soit anatomo-pathologiques, soit cliniques, que cette maladie présente lorsqu'elle se développe chez des individus habitant ce haut plateau et, montrant le degré de fréquence qu'elle y affecte, réfuter les assertions de certains auteurs qui, à l'exemple de M. Jourdannet, prétendent que la tuberculose, et plus spécialement la phthisie pulmonaire est inconnue, ou du moins excessivement rare, dans les

climats d'altitude (Jourdannet, de l'Amérique intertropicale).

De tous temps, l'air des montagnes a été considéré
comme ayant une influence favorable sur la santé ; mais
c'est surtout Lombard de Genève (1), qui a appelé l'attention des médecins sur les avantages que l'on peut reti-
rer du séjour dans les contrées élevées du globe pour combattre la plus fréquente des manifestations de la tuberculose, la phthisie pulmonaire, maladie qui deviendrait
de plus en plus rare à mesure que l'on s'élève au-
dessus du niveau des mers. Avant Lombard, Boudin (2),
et Tschudi (3) avaient fait remarquer l'extrême rareté de
la phthisie dans le plateau du Mexique, à l'ouest du Texas
et dans les Cordillères du Pérou. Plus tard, M. Jourdannet (4) qui avait séjourné longtemps au Mexique et qui,
dans l'espace de quatre ans et demi, ayant fait à Mexico
plus de trente mille visites, n'avait trouvé que six cas de
phthisie et donnait une pleine confirmation aux faits avancés par Boudin au sujet de l'immunité dont les habitants
du plateau de l'Anahuac jouiraient envers la phthisie pulmonaire. Mais M. Jourdannet ne s'arrêta pas là ; ayant

1. Lombard. *Le climat des montagnes considéré au point de vue
médical.* Genève, 1858, in-8°.

2. J. Ch. M. Boudin. *Traité de Géographie et de statistique médicales et des maladies endémiques.* Paris, 1857, 2, v. in-8.

3. Tschudi (J. J. von) *Ueber die geographische verbreitung der krank-
hieten in Peru. Ein Beitrag, etc. In Œsterr Med Wochenschr.* 1846,
p. 373, 407.

4. Jourdannet. *Les altitudes de l'Amérique tropicale comparées au
niveau des mers au point de vue de la constitution médicale,* Paris,
1861, in-8.

observé la grande fréquence de la phthisie chez les habitants du littoral ou des terres basses de l'intérieur du pays
et l'amélioration que ces malades éprouvaient lorsqu'ils
venaient séjourner dans le plateau, il arriva à cette étrange
conclusion : le jour où les hommes le voudront, le ciel de
l'Anahuac éteindra la tuberculisation du poumon (1).

Cette immunité pour la tuberculose pulmonaire ne
paraît pas être exclusive aux habitants de l'Anahuac et
des autres hauts plateaux de l'Amérique intertropicale. Nous
avons vu que Lombard l'a observée aussi dans les hautes
vallées de l'Europe où la phthisie et les maladies scrofuleuses
sont fort rares (2), ce qui a été récemment confirmé par le
Dr Schnepp (3) et par bien d'autres auteurs qui sont reve-
nus sur ce point. Il en serait de même, d'après le D^r d'Abbadie (4), pour les régions élevées de l'Abyssinie, et pour
le plateau du Thibet, suivant les frères Schlagintweit (5).

En ce qui concerne l'Amérique, les faits signalés par
Boudin, Tschudi et Jourdannet furent bientôt confirmés par
plusieurs auteurs : c'est d'abord le Dr Iiménez (6), méde-

1. Jourdannet. *Le Mexique et l'Amérique tropicale*, Paris, 1864,
page 298.

2. Lombard, *op. cit.*, p. 63.

3 Schnepp. La phthisie, *maladie ubiquaire*, devenant rare à certaines altitudes, comme aux Eaux-Bonnes. Paris, 1865 et *arch. génér.
de méd.*, 6° série, t. V, p. 642 et t. VI, p. 64, 1865.

4. D'Abbadie, *du climat de l'Ethiopie*. (Comptes-rend. de l'acad. des
sc., oct. 1845 el *Ann. d'hyg. publ.*, 1846, t. XXXV, p. 183.

5. Schlagintweit. *Reisen in Indien und Hochasien* trad. fran. du
Tour du monde, 1866.

6. Cité par Dujardin-Beaumetz, dans la *Clinique de Thérap.*, Paris, 1888, 72, p. 364.

cin de l'hôpital de Mexico, qui affirme que, sur 11963 malades reçus dans son service, il n'a trouvé que 143 phthisiques. Coindet, dans ses lettres sur le Mexique (1) constate des faits semblables. De même pour Libermann de Strasbourg qui, dans une brochure récemment publiée sur l'étiologie et le traitement de la phthisie pulmonaire et laryngée (2), vient apporter son appui aux assertions de Jourdannet.

D'autre part Guilbert, médecin français établi en Bolivie, constate aussi que la tuberculose pulmonaire n'existe pas chez les habitants des régions élevées de ce pays et du Pérou et, ayant guéri lui-même d'une phthisie (arrivée à la troisième période) qui avait motivé son voyage dans ces pays éloignés, il conclut que tous les hauts plateaux de l'Amérique tropicale constituent des climats réfractaires au développement de la phthisie et des stations pour la cure de cette maladie (3). Pour les États-Unis, le Dr Toner fait remarquer que, tandis que la phthisie entre pour 27 0/0 dans le chiffre total de la mortalité à New-York, aux bords de la mer, elle ne fait que 2,25 victimes sur 100 décès à Arizona, à une élévation moyenne de 1980^m (4).

En 1865, le Dr Schnepp (5) annonce que l'immunité

1. *Gaz. hebd.*, 1863-1864.

2. Libermann, de Strasbourg. *De l'étiologie de la phthisie pulm. et laryng.* Paris, 1888.

3. Guilbert. *La phthisie dans ses rapports avec l'altitude et avec les raçes au Pérou et en Bolivie.* Th. de Paris, 1862, n° 162.

4. Toner, *Dict. of Elevat.* New-York, 1864.

5. *Loc. cit. Arch. gén. de Méd.* Juin et juillet 1865.

pour la phthisie ne se limite pas au plateau de l'Anahuac et qu'on observe le même fait dans d'autres régions élevées de l'Amérique espagnole telles que Bogota, Quito et Potosi. De leur côté, MM. Gayraud et Domec, professeurs à la faculté de Médecine de Quito, observent des faits analogues et, dans leur ouvrage sur la capitale de l'Equateur au point de vue médico-chirurgical, ces auteurs concluent que l'immunité (pour la phthisie) dont les Quiténiens jouissent est réelle et qu'elle s'étend à toutes les formes et à la plupart des localisations de la tuberculose (1).

Ainsi donc, d'après les auteurs dont nous venons de citer les noms, d'après leurs travaux et bien d'autres encore que nous avons passés sous silence, la forme la plus fréquente et la plus meurtrière de la tuberculose, la phthisie pulmonaire, doit être considérée comme exceptionnelle chez les habitants des contrées élevées de l'Amérique intertropicale, de ces *climats* que Jourdannet appelle *d'altitude*, ces individus jouissant d'une immunité à peu près complète pour cette maladie. D'autre part, l'action de ces climats sur la tuberculose ne serait pas seulement préventive, elle serait aussi curative.

Or, ce qui est vrai pour le Mexique, le Pérou, la Bolivie, l'Équateur, pour les régions élevées de l'Europe, de l'Afrique et de l'Asie, puisque les faits sont là pour le prouver, ne l'est pas complètement pour le Plateau de Bogota qui présente cependant des conditions d'altitude et de

1. Gayraud et Domec. *La capitale de l'Equateur au point de vue médico-chirurgical.* Paris, 1886; in-8°, p. 65.

climat analogues, sinon identiques, à celles des autres hauts plateaux de l'Amérique équinoxiale. Certes, le climat de Bogota exerce une action favorable sur la tuberculose pulmonaire importée au Plateau. Les phthisiques qui y viennent séjourner éprouvent ordinairement une amélioration si sensible que bien des fois on serait tenté de croire à une guérison complète si la réapparition de tous les symptômes, aussitôt que les malades quittent le Plateau, ne faisait voir que la maladie sommeille et n'est pas encore éteinte. Mais, si cette action favorable du climat sur la phthisie est réelle, il n'en est pas de même pour l'immunité dont les Bogotains devraient jouir envers cette maladie.

A Bogota, en effet, la turberculose, dans toutes ses manifestations, est une maladie fréquente et la phthisie pulmonaire entre pour une part non négligeable dans le chiffre total de la mortalité. Elle ne s'attaque pas seulement aux individus qui, n'ayant pas séjourné toute leur vie au Plateau, peuvent être considérés comme n'ayant pas encore acquis l'immunité que l'altitude confère ; elle est, au contraire, plus fréquente chez les indiens dont la race habite le Plateau depuis des siècles et qui ne l'ont jamais quitté.

Mais, si le climat de Bogota n'empêche pas le développement de la tuberculose pulmonaire il exerce cependant sur cette maladie une influence qui se traduit par certaines particularités anatomo-pathologiques et cliniques, lorsqu'elle se développe chez des sujets habitant le Plateau. Ce sont ces caractères particuliers que présente la phthisie pulmonaire telle qu'on l'observe à Bogota, chez les malades des hôpitaux, que nous nous proposons d'étudier, nous appuyant sur les observations cliniques que nous avons recueillies pendant nos études médicales à la faculté de Bogota et sur celles qui ont été suivies par quelques uns de nos compagnons d'études.

Nous avons été précédé dans cette voie par un des professeurs les plus distingués de la faculté de Bogota, M. J. Gómez, professeur de clinique interne à la dite faculté, lequel, un des premiers, réagit contre les idées de Jourdannet, montrant que la tuberculose pulmonaire atteignait, chez nos malades des hôpitaux, un degré de fréquence de beaucoup supérieur à ce qu'on pouvait attendre. Il recueillit de très importantes observations cliniques accompagnées d'autopsies et les publia, ainsi que les résultats de ses recherches sur la matière, dans la *Revista médica* de Bogota (1). Dans cet important travail, que nous avons l'occasion de citer à plusieurs reprises et qui, jusqu'alors, était le seul publié sur ce point spécial de la pathologie de Bogota, M. Gòmez étudie les différentes formes de tuberculose qu'il a observées à l'hôpital, et il insiste sur les particularités cliniques et anatomo-pathologiques que la phthisie présente à Bogota. Postérieurement à la publication de ce travail, une thèse a été présentée à la faculté de Bogota par M. Escobar-U (2) sur le même sujet. L'auteur de cette thèse s'occupe de démontrer l'identité du

1. J. Gómez. *Estudio sobre algumàs formas de tuberculosis en el interior del pais. In Revista médica.* Nᵒˢ 107 à 122, 1887-88.

2. R. Escobar-U., *Estudio sobre el tubérculo,* th. de Bogota. 1888.

tubercule humain de Bogota avec le tubercule européen ;
il fixe aussi le degré de fréquence de la tuberculose chez
les bœufs abattus au Plateau et étudie les caractères anatomiques et microscopiques des lésions qu'il a observées
dans de pareils cas. Nous aurons l'occasion de citer plus
loin les observations de ce médecin.

Quant à nous, voici comment nous avons divisé notre
travail pour remplir la tâche que nous nous sommes pro-
posé d'accomplir : étudier la tuberculose pulmonaire dans
ses rapports avec le climat et les races au Plateau de
Bogota.

Dans un premier chapitre, nous avons étudié la topographie de Bogota et les caractères principaux de son
climat, tâchant de nous conformer aux règles données
par M. Fonssagrives dans son savant article *Climat* du
Dictionnaire encyclopédique des sciences médicales pour la
définition d'un climat au point de vue médical. Pour la
rédaction de ce chapitre, nous avons puisé spécialement
nos renseignements dans un travail très complet publié
par le D' J. de D. Carrasquilla (1), ancien doyen de
l'école d'Agriculture de Bogota, auquel travail nous
avons fait de fréquents emprunts. Nous nous sommes
servi aussi des observations déjà anciennes de Caldas
(1808), publiées dans le *Semanario de la Nueva Granada* (2)
et des quelques tableaux communiqués à M. Gômez par

---

1. J. de D. Carrasquilla. *Datos para el estudio de la climatalogia en
Colombia*, in *Revista médica*, n° 124, 1887.

2. Voyez *Semanario de la Nueva Grenada ;* édition de Paris, chez
Lasserre, in-8° , 1849.

M. G. González-B, tableaux que le premier a joints à son travail (1) et qui sont les résultats des observations mé-téorologiques faites à l'Observatoire national de Bogota pendant une partie des années 1886 et 1887. Nous aurions voulu, pour que nos déductions fussent encore plus rigoureuses, nous procurer tous les tableaux météorologiques construits par l'Observatoire national et par l'Observatoire du séminaire de Bogota, mais il nous a été impossible de les obtenir. Malgré cela, ce que nous disons du climat de Bogota nous paraît être assez complet pour pouvoir permettre de se faire une idée de la manière dont ce climat peut agir sur l'homme.

Un deuxième chapitre a été consacré à l'ethnographie et au genre de vie et d'alimentation des habitants du Plateau de Bogota. Dans cette partie, nous avons surtout appuyé sur les caractères physiologiques des indiens et des métis qui forment, presqu'à eux seuls, la classe pauvre de notre société, celle qui fournit des malades aux hôpitaux et chez qui nous avons examiné les caractères de la phthisie pulmonaire. Les divers articles de Caldas sur *l'ethnographie de la Colombie* et sur *l'action des divers climats de ce pays sur les races* (2) nous ont été très utiles pour la rédaction de cette partie de notre travail.

En parlant de l'alimentation nous avons signalé, d'après M. Escobar (3), le degré de fréquence de la tuberculose bovine à Bogota et nous avons emprunté à cet

1. *Loc. cit. In Rev. méd.*, n° 116, page 732.
2. *In Seminario de la Nueva Granada.* Paris, 1849 in 8°.
3. *Loc. cit.*

auteur la description des lésions qu'il a observées en pareil cas.

Dans un troisième chapitre, nous appuyant sur les données statistiques publiées par M. Gómez (1), nous avons tâché de déterminer approximativement le degré de fréquence de la tuberculose chez les classes pauvres de Bogota, les seules, avons-nous dit, qui soient représentées dans les hôpitaux. Nous aurions voulu présenter des résultats plus précis que ceux que nous avons pu donner, mais, malheureusement, la statistique médicale rigoureuse n'existe pas à Bogota et même les statistiques hospitalières laissent encore beaucoup à désirer. A la suite de cette statistique, nous avons cherché à nous expliquer les causes de la fréquence de la tuberculose, et plus spécialement de la phthisie, chez les individus habitant le Plateau et appartenant aux classes pauvres de la société. Pour ce faire, nous avons rappelé les principaux points de l'étiologie de la tuberculose, montrant l'application que ces principes pouvaient avoir chez nous. Nous n'avons pas négligé de dire quelques mots sur la contagion de la tuberculose du bœuf à l'homme, par l'absorption du lait et de la viande provenant d'animaux malades qui, tour à tour admise et rejetée par les auteurs, paraît plus que probable à Bogota.

Nous avons destiné le quatrième chapitre, à l'étude anatomo-pathologique et clinique de la phthisie pulmonaire telle qu'elle se présente à Bogota et telle que nous l'avons observée à l'hôpital, insistant surtout sur les par-

1. *Loc. cit. In Rev. méd.*, n° 116, page 733 et suivantes.

ticularités qui distinguent notre phthisie de la phthisie européenne.

Dans cette partie de notre étude, nous avons eu le regret d'être quelquefois en désaccord avec les idées soutenues par M. Gómez dans son travail, mais nous sommes heureux de reconnaître que, si parfois ce professeur nous a paru être dans l'erreur, cela n'était que dans des questions de détail et nullement dans les points importants du sujet.

Suivent les observations que nous avons été forcé de réduire au nombre de 10; nous n'avons conservé, parmi les nôtres, que celles qui étaient accompagnées d'autopsie et qui nous ont paru les plus importantes; elles sont au nombre de 5. Les cinq autres nous ont été communiquées par deux médecins, le Dr Garcés (2 observations) et le Dr J. J. Restrepo (1 observation), ou ont été choisies par nous dans les recueils d'observations, conservés à la faculté de Bogota (celles de MM. Machado et Abadia). Ces 5 observations ont été recueillies, presque sous nos yeux, dans les services de M. Coronado et de M. Gómez, en sorte que nous les savons authentiques. Parmi elles, il en est une que nous devons à l'obligeance du Dr Garcés, alors chef de clinique, et qui est l'histoire d'un cas de tuberculisation générale aiguë. Nous l'avons gardée comme une preuve de l'existence de cette forme au Plateau de Bogota, existence mise en doute par M. Gómez.

A la suite des observations, nous exposons nos conclusions.

Qu'il nous soit permis, avant d'entrer en matière, de remercier ici nos anciens maîtres de la faculté de

Restrepo 2

Bogotá et, plus spécialement, notre excellent ami, M. le professeur Gómez. C'est sous l'inspiration de ce maître vénéré que nous avons entrepris l'étude de la question dont nous présentons aujourd'hui les résultats. C'est dans son enseignement que nous avons conçu la plupart des idées que nous allons exposer et qui ne sont, jusqu'à un certain point, que le reflet des siennes propres. Qu'il reçoive donc l'expression de notre gratitude sincère.

M. le professeur Dieulafoy a bien voulu nous faire l'honneur d'accepter la présidence de notre thèse. Qu'il nous soit permis de lui en exprimer notre respectueuse gratitude.

Nos remerciements très-sincères aussi à tous ces maîtres de l'Ecole française que nous avons appris à connaître, à apprécier et à admirer depuis les premiers pas que nous avons faits dans l'étude de l'art si difficile de guérir ; ce sont leurs doctrines que nous avons suivies, leurs idées que nous avons tâché de nous assimiler. Et, en remerciant les professeurs de la faculté de Médecine de Paris, notre reconnaissance ne s'adresse pas seulement à eux, mais à toute la France, à cette France, si humanitaire, si glorieuse et si hospitalière qui est notre patrie intellectuelle et que nous aimons à considérer comme notre seconde patrie.

CHAPITRE I

§ I

La grande chaîne de montagnes qui parcourt toute
l'Amérique méridionale, depuis le détroit de Magellan
jusqu'à l'ithsme de Panama, se divise, en pénétrant dans
le territoire colombien, en trois rameaux, dont les nombreuses ramifications secondaires constituent le système
orographique du pays. Ces trois rameaux que l'on distingue, d'après leur position respective, en Occidental, Central et Oriental, parcourent le territoire de la République, dans la direction générale du Sud au Nord, pour
aller se continuer: l'Occidental avec les montagnes de
l'Amérique Centrale, l'Oriental avec celles du Véné-
zuéla, le Central finissant, sans sortir du pays, dans le
département de Bolivar. La portion du pays comprise
entre la Cordillère orientale et les côtes du Pacifique est
donc couverte des ramifications des trois chaînes et constitue sans doute une des régions les plus montagneuses
du Globe. Par contre, la région comprise entre le pied de
la Cordillère orientale et les bords de l'Orénoque forme
une immense plaine basse et humide, traversée par de
grands cours d'eau et se continuant, presque sans inter-

ruption, avec les steppes immenses du Brésil et les *pam-pas* de la République Argentine.

Le climat, dans cette région orientale, dans les *Llanos*, ne présente aucune particularité remarquable ; c'est un climat torride dont les conditions sont analogues à celles des autres contrées du globe situées sous la même latitude. La région montagneuse, au contraire, présente des conditions de climat tout à fait particulières et qui varient d'un point à l'autre avec l'altitude ; entre le climat brûlant des plaines et le climat glacé des neiges perpétuelles, on trouve tous les climats intermédiaires.

Plusieurs plateaux, d'une élévation et d'une étendue variables, se trouvent dans cette partie montagneuse de la République ; parmi eux, le plus important est celui qui se dresse, à une altitude moyenne de 2600^m, sur le versant occidental de la Cordillère orientale et qui est connu sous le nom de *Plateau de Bogotá*. Ce haut plateau, dont la plus grande longueur parrallèle à la direction générale de la Cordillère mesure plus de 80 kilomètres et la plus grande largeur, perpendiculaire à la direction précédente, plus de 35 kilom., est considéré par les géologues comme le lit d'un ancien lac dont les eaux ont dû s'écouler, dans le temps, par la dépression du Tequendama. Il est traversé par le Funza et ses divers affluents dont les eaux, maintenant un degré convenable d'humidité dans le sol, contribuent pour beaucoup à la grande fertilité de cette région qui est une des plus peuplées du pays.

Du côté de l'Orient, le Plateau est limité par la masse principale de la Cordillère orientale qui lui forme ainsi une

barrière contre les vents venant des *Llanos;* à l'Occident,
les montagnes qui le séparent du bassin du Magdalana
sont bien moins élevées. Dans sa vaste étendue se trouvent éparses plusieurs villes importantes et un nombre considérable de villages. Parmi les premières, la plus
importante est la ville de Bogotá, capitale de la Colombie ; elle a été construite sur le Plateau, au pied de la
Cordillère orientale, sous le 4°36′ lat. N. et 76° 34′ 8″
long. O. du méridien de Paris et à une élévation de
2660^m au-dessus du niveau de la mer (de Humboldt).

Étant connue la topographie de Bogota (1), nous nous
occuperons, à présent, d'en étudier le climat, tâchant de
suivre la voie tracée par M. Fonssagrives, dans son article *climat* du *Dic. encyclop. des sc. méd.* pour la définition d'un climat au point de vue médical.

§ II

Pour M. Fonssagrives, « le climat est un modificateur
complexe de la vie dans lequel interviennent la chaleur,
l'humidité, la pression et les mouvements de l'air, la lumière, l'électricité, l'ozone, engagés dans des combinai-
sons en quelque sorte infinies ». Pour lui donc, « le climat
est la manière d'être habituelle de l'atmosphère d'un pays,
sa formule météorologique ».

Cette conception du climat diffère un peu de celle qui
est admise par les auteurs et qui nous vient d'Hippocrate.
Dans l'esprit du fondateur de la Médecine (2), le climat

1. Voir pour plus de détails. *Les États-Unis de Colombie* par
R. Pereira. Paris, 1883, in-8° Marpon et Flamarion, édit.

2. Hippocrate. *Traité de l'air, des eaux et des lieux.*

représente *l'ensemble des circonstances physiques attachées à une localité, envisagé dans son rapport avec les êtres organisés.* Les conditions atmosphériques n'étaient donc pas les seuls éléments du climat pour Hippocrate qui y faisait rentrer aussi les circonstances dépendantes de la *nature du sol* et de la *composition des eaux.*

Cependant, tout en reconnaissant l'importance que l'étude de la composition des eaux présente au point de vue médical, il nous a paru plus utile de laisser cette étude pour le moment où nous nous occuperons de l'alimentation des habitants du Plateau. Quant à la nature du sol, le peu que nous avons à dire là dessus sera exposé plus loin dans le cours de cet article. Nous conformant donc à la définition de M. Foussagrives, nous allons faire connaître les éléments du climat de Bogota, tâchant de suivre les règles données par cet auteur.

1° *Température .—* Dans ce paragraphe, nous allons étudier la *température moyenne* annuelle, saisonnière. mensuelle et journalière, en faisant connaître les oscillations que la colonne thermométrique présente en rapport avec les diverses époques de l'année. Pour ce faire, nous mettons à profit les divers travaux que nous avons cités dans notre introduction et plus spécialement le travail très complet que M. J. de D. Carrasquilla (1) a récemment publié sur ce sujet.

La température moyenne annuelle de Bogotá, d'après un nombre considérable d'observations, peut être évaluée

1 *Loc cit.* In *Revista médica,* N° 121, 20 décembre 1887.

à 15° centigrades (1). Pour M. Carrasquilla (2), ce chiffre serait un peu élevé et la température moyenne de Bogotá, d'après un grand nombre d'observations faites par lui, pendant plus de 10 années, oscillerait entre 14° et 15° et pourrait être fixée à 14°,5 centigrades. Quoi qu'il en soit, il n'en reste pas moins acquis que la température du Plateau, ainsi que l'on devrait s'y attendre, est de beaucoup inférieure à celle des parties basses de la zone torride, dans les limites de laquelle le Plateau se trouve situé. La cause de cet abaissement de la température se trouve surtout dans l'élévation du sol (2600m. en moyenne), quoique plusieurs autres causes influent aussi pour la déterminer. En effet, il est reconnu, depuis longtemps, qu'à mesure que l'on s'élève au-dessus du sol, la température décroît rapidement et, si la loi de cette décroissance n'est pas encore déterminée malgré les observations de de Saussure, de Gay-Lussac, de Barrial et Bixio, etc. c'est parce que, en dehors de l'altitude, une foule d'autres éléments tels que l'heure, la saison, l'état du ciel, la direction des vents, l'état hygrométrique de l'air, éléments variables, influent sur le thermomètre et agrandissent ou diminuent les oscillations de la colonne mercurielle.

Mais, si le Plateau de Bogotá et toutes les parties élevées de la zone torride diffèrent notablement des parties basses de la même zone quant à l'élévation absolue de la température, les phénomènes météorologiques que l'on observe dans les unes et dans les autres sont les mêmes

---

1. Caldas donne comme moyenne 11°5 Réaumur, ce qui fait 14°375 centigr. Voyez *semanario de la Nueva Granada*, page 156.

2. *Loc. cit.* pag. 948.

et suivent des lois identiques. Ainsi, la constance et l'uniformité des influences atmosphériques qui caractérisent les contrées situées aux environs de l'Equateur, entre les deux lignes isothermes de + 25°, se retrouvent ici, et ce n'est pas un des caractères les moins importants du Plateau de Bogotá, au point de vue du climat, que la constance de la température, que les oscillations si peu marquées du thermomètre et du baromètre.

Cette constance de la température est à tel point remarquable que, si l'on se basait seulement sur les variations thermométriques, il serait difficile d'établir une séparation marquée entre les diverses saisons. Toutefois, nous allons faire connaître les quelques particularités que la marche de la température présente dans les quatre saisons, hiver, printemps, été et automne. Cette division, tout artificielle qu'elle soit au point de vue de la température, est cependant justifiée par l'examen de la quantité d'eau de pluie tombée pendant chaque période de trois mois.

L'*hiver* qui s'étend du milieu de décembre à la fin de mars, est caractérisé à Bogotá par une sécheresse quelquefois très considérable ; c'est la saison la plus sèche de l'année. Le ciel est alors presque toujours découvert, condition qui, permettant une grande irradiation de chaleur, produit pendant les nuits un refroidissement considérable du sol, marqué surtout le matin. Les oscillations thermométriques atteignent, pendant cette saison, leur maximum d'amplitude ; les températures du matin, au moment du lever du soleil, se rapprochent de zéro et celles de l'après-midi, au moment du maximum absolu,

c'est-à-dire entre 3 heures et 4 heures, montent jusqu'à
20° (Carrasquilla) et même plus. La température moyenne
de cette saison peut être évaluée à 14°,5 (1).

Pendant le *printemps*, c'est-à-dire du milieu de mars
à la fin de juin, les pluies sont abondantes; elles commencent à tomber en mars pour finir en juin et le printemps devient ainsi la première saison pluvieuse de l'année. Les oscillations du thermomètre sont alors moins
marquées que pendant l'hiver; les minima du matin ne
descendent pas jusqu'à zéro et les maxima du soir ne s'é-
lèvent que rarement à 20° ; cependant, la température
moyenne de la saison ne diffère pas trop de celle de la
saison précédente ; elle est de 14°,8 à peu près.

Dans la période suivante de trois mois, depuis la fin
de juin jusqu'au milieu de septembre, période qui correspond à l'été de la zone tempérée boréale, la quantité
absolue d'eau diminue; les pluies torrentielles de la saison précédente sont remplacées par les *páramos*, sorte de
pluies fines et constantes qui refroidissent l'air et main-
tiennent le sol et l'atmosphère dans un état constant
d'humidité et qui produisent toujours un abaissement de
la température. Les températures du matin, sans être
alors si basses que celles de l'hiver, sont cependant moins
élevées que celles du printemps et les maximums absolus
du soir en sont ordinairement un peu moins élevés. La
température moyenne de cette saison est de 14°,3.

La dernière période de trois mois, de la fin de septem-
à la fin de décembre, l'*automne* de l'hémisphère boréal

1. Guilbert, dans sa thèse déjà citée donne les chiffres suivants : Hiver 15°,1 printemps, 15°,3 ; été, 15°,3; automne, 14°,5.(*Op.cit.*, pag. 41.

est caractérisée par l'abondance des fortes pluies. La température présente alors de fréquentes oscillations ; les températures du matin sont un peu plus élevées que dans la saison précédente ; les maxima du soir, au contraire, restent compris dans les mêmes limites que pendant la saison d'été, mais l'état du ciel, extrêmement changeant pendant ces trois mois, influe d'une manière marquée sur le thermomètre, le faisant descendre du maximum à 11°, ou 12° pendant les orages. La moyenne générale de cette saison peut être évaluée à 14°,4.

Ainsi donc, la température moyenne des quatre saisons ne diffère pas sensiblement de l'une à l'autre et c'est seulement sur l'amplitude des oscillations nycthémérales que la différence se présente. Pendant l'hiver, avons-nous dit, les maxima et les minima se trouvent les plus écartés, mais l'ascension du thermomètre se fait d'une manière continue et sa descente de même ; les changements brusques de la température ne sont donc pas fréquents pendant cette saison qui ne présente d'autre particularité que d'être celle où les nuits sont les plus froides. Au printemps, la température est plus uniforme ; les maxima et les minima sont moins écartés les uns des autres et les oscillations de la colonne thermométrique sont d'une amplitude moindre, la différence n'est pourtant pas trop grande et ne dépasse pas ordinairement 2° à 4°. En été, la température moyenne est plus basse (14°3) ; l'humidité constante de l'atmosphère par les paramos caractérise cette saison. En automne, la température moyenne, plus élevée que celle de l'été, est cependant inférieure à celle du printenps et surtout à celle de l'hiver ; c'est dans cette saison que surviennent les changements brusques de la température produits par les changements dans l'état du ciel.

Si les températures moyennes varient à peine d'une saison à l'autre, il en est de même pour les moyennes mensuelles qui ne présentent pas de grandes différences d'un mois à l'autre, résultat dû à l'uniformité des circonstances atmosphériques qui agissent sur le thermomètre. On peut se faire une idée de l'amplitude des oscillations mensuelles en étudiant le tableau suivant que nous empruntons au travail de M. Gómez (1) et qui a été construit à l'observatoire national de Bogotá ; il renferme les observations thermométriques correspondantes aux dix derniers mois de l'année 1886 et aux deux premiers de l'année 1887.

TEMPÉRATURES

Mois et années	Moyennes des maxima	Moyennes des minima	Moyenne mensuelle	Point le plus haut du mois	Point le plus bas du mois
1886					
Mars	20,28	7,58	13,93	20,7	7,5
Avril	16,31	10,13	13,34	19,9	9,0
Mai	18,72	10,19	14,45	20,3	9,2
Juin	18,16	9,43	13,79	20,0	8,4
Juillet	17,38	9,79	13,58	19,9	8,2
Août	16,67	9,16	12,91	18,4	6,0
Septembre	18,22	8,74	13,48	18,6	8,4
Octobre	17,17	9,29	13,23	19,7	6,8
Novembre	17,35	10,38	13,87	19,4	8,2
Décembre	17,00	9,27	13,13	19,2	6,7
1887					
Janvier	16,68	8,72	12,70	19,9	6,0
Février	17,63	9,16	13,83	20,2	6,8

1. *Loc. cit. Rev. méd.*, n° 116, pag. 732.

Etudions maintenant, d'après M. Carrasquilla, que nous allons résumer très brièvement, la marche du thermomètre pendant une période nycthémérale et suivons la colonne mercurielle dans ses oscillations, depuis l'heure du *minimum* absolu qui a lieu vers le lever du soleil, à 6 h. du matin. A cette heure, la température à l'ombre oscille entre 5° et 10° ; mais, à partir de ce moment, elle commence à monter de sorte que, vers 9 h., le thermomètre marque de 10° à 15°. De 9 h. à midi, la température monte peu et, quelquefois, se maintient à peu près constante ; mais, depuis midi jusqu'à 3 h. après midi, le thermomètre continue son mouvement ascensionnel et atteint son maximum qui oscille entre 15° et 20°. Le thermomètre redescend alors et, à 6 h. du soir, la température se rapproche de celle de 9 h. du matin quoiqu'elle se maintienne un peu plus élevée. Pendant les premières heures de la nuit, de 6 h. à 9 h., la température reste à peu près constante et se maintient entre 12° et 15°, mais après, elle commence à descendre jusqu'au moment du lever du soleil où elle présente son minimum.

Mais les limites assignées à ces variations ne sont nullement absolues ; les minima du matin peuvent être inférieurs à 5° et se rapprocher de zéro, ou bien être plus élevés et atteindre 12° et même 15° ; il en est de même pour les maxima qui de 20° peuvent descendre à 15° ou moins encore. Cela dépend des diverses circonstances extérieures qui se présentent le jour de l'observation et principalement de l'état couvert ou limpide du ciel qui, diminuant ou favorisant l'irradiation, détermine des élévations ou des descentes dans la colonne mercurielle.

Maintenant, si nous comparons ces résultats, obtenus avec le thermomètre à l'ombre, à ceux que donne le thermomètre à l'air libre voici, toujours d'après M. Carrasquilla; ce que l'on observe :

Au moment du lever du soleil, les deux thermomètres se trouvent à leur minimum, mais tandis que celui qui marque la température à l'ombre oscille entre 5° et 10°, celui qui est exposé à l'air libre, atteint un niveau quelque peu inférieur, ce qui est dû sans doute à la radiation nocturne dont les effets se font sentir plus fortement sur les parties qui sont à découvert que sur celles qui se trouvent à l'abri. A partir de 6 h. du matin, les deux thermomètres montent, mais celui qui marque la température au soleil le fait plus rapidement, en sorte qu'à 9 h., on trouve une différence entre les deux qui peut aller jusqu'à 5°. A 3 h., heure du maximum des deux thermomètres, celui qui se trouve à l'ombre marque, ainsi que nous l'avons dit, de 15° à 20°, tandis que l'autre oscille entre 20° et 30° ; ici donc, la différence peut être de 5° à 10°. Pendant la nuit, les deux thermomètres descendent, mais le mouvement est plus considérable dans celui qui se trouve à l'air libre.

On sait, d'après tout ce que nous venons d'exposer sur la température, que, si la température moyenne de Bogotá est peu élevée et si les variations saisonnières et mensuelles sont peu marquées, les oscillations nycthémérales, au contraire, sont parfois très importantes, en sorte que l'on peut voir la colonne thermométrique passer dans l'espace de quelques heures, de zéro, minimum du matin, à 20° ou 30° maximum de 3 heures de l'après-midi à l'air libre, et cela, sans parler des variations brusques que les orages déterminent souvent pendant le printemps et l'automne. Ainsi, nous pouvons appliquer au climat de Bogota ce que M. Guilbert dit du climat du plateau des Cordillères de la Bolivie (1), qui serait un climat plutôt froid, si l'on considère la moyenne de l'année ; constant, si l'on considère la faible variation d'une saison à l'autre, et excessif sous le rapport des variations diurnes.

2° *Humidité de l'air. Quantité d'eau de pluie. Autres météores aqueux.* — L'étude du degré d'humidité de l'atmosphère en un lieu, de l'état hygrométrique de l'air, est d'une importance capitale pour la climatologie médicale, et un climat ne saurait être défini si on ne connaissait pas les variations que l'état hygrométrique de l'air présente pendant les diverses saisons.

L'humidité de l'air a, en effet, non seulement une part considérable dans les effets que peut faire éprouver à l'homme une même température dans des conditions déterminées, mais elle peut même exercer une grande influence sur les variations du thermomètre. Ainsi par exemple, on peut prédire à coup sûr que, partout où l'air sera très sec, l'échelle des températures sera très considérable (Tyndall).

En ce qui concerne les *climats d'altitude*, et nous entendons par ce mot les lieux situés à une élévation supérieure à 2000 mètres, soit les climats alpins de Lombard, on a dit et on a répété que l'atmosphère y était d'une sécheresse à peu près absolue. Nous allons voir si cela est

1. *Loc. cit.*, page 42.

vrai pour Bogotá qui, ainsi que nous l'avons dit, se trouve à une altitude supérieure à 2000 mètres (2660).

Pendant l'année 1886 qui a été très humide et qui a présenté une température moyenne (13°,57) inférieure à la normale, l'état hygrométrique moyen à Bogotá a été de 75°,11, d'après les tableaux publiés par la section météorologique de l'Observatoire national, chiffre assez rapproché de la moyenne générale obtenue par M. Carrasquilla (1) soit 75°. Mais cet état hygrométrique varie considérablement d'un mois à l'autre, d'une saison à l'autre et d'un moment de la journée à un autre. Ainsi, de mars 1886 à février 1887, l'humidité relative de l'air a présenté la marche suivante :

Année 1886.

Mars.	71°,9
Avril.	77,0
Mai	76,8
Juin.	76,0
Juillet	67,5
Août.	70,5
Septembre. . .	96,9
Octobre. . . .	61,1
Novembre. . .	78,0
Décembre . . .	78,0

Année 1887.

Janvier. . . .	76,4
Février. . . .	64,6

Au point de vue des saisons, l'hygromètre, dans sa

. Op. cit., pag e 979.

marche, présente des variations qui sont en rapport avec la quantité absolue de pluies et en raison inverse de la température. Ainsi, l'hiver est la saison où les pluies sont le moins abondantes, où les maxima thermométriques sont le plus élevés et où l'hygromètre marque le moins de degrés. C'est alors que l'atmosphère est le plus sèche à Bogota et on peut observer en mars des jours où l'hygromètre descend par exception à 25°. Pendant les saisons pluvieuses, au contraire, l'hygromètre monte notablement ; il marque alors au moins 60° et, parfois pendant l'automne, jusqu'à 95° et même plus (Carrasquilla).

Pendant le jour, l'hygromètre suit une marche inverse à celle du thermomètre, comme c'est la loi. Ainsi, le thermomètre marquant 5° à 10° à 6 h. du matin, l'hygromètre marque 75° à 80°. A 9 h. du matin, avec une température de 10° à 15°., on a, à l'hygromètre, de 65 à 70 degrés. A 3 h. de l'après midi, la température étant de 15° à 20°, l'hygromètre signale de 60° à 65°. Enfin, vers 6 h. du soir, lorsqu'on a une température voisine de 15°, l'hygromètre remonte à 70° ou 75° (Carrasquilla).

Ces données, si incomplètes qu'elles soient, suffisent, ce nous semble, pour donner une idée de l'humidité relative de l'air à Bogotá. Ce que nous allons dire au sujet de la quantité et du régime des pluies et des autres météores aqueux complétera nos renseignements sur ce point et nous fera voir que le climat de Bogota doit être considéré comme un climat humide plutôt que sec.

La quantité d'eau de pluie qui tombe annuellement à

Bogotá peut être évaluée à 1 m. 102,6, moyenne fixée par M. Carrasquilla (1) d'après une observation de 20 années (1866 à 1885). Pendant l'année 1882 qui, d'après les tableaux publiés par cet auteur, et que nous allons analyser, a été très sèche, cette moyenne est tombée à 0 m. 694,9 tandis que, pendant l'année 1886, réputée très humide, cette quantité s'est élevée à 1 m. 768,4 (F. Gonzales-B.). Or, si nous comparons cette moyenne à celle de Paris, par exemple, qui est de 0 m. 50 environ, nous voyons que la quantité annuelle de pluie est à Bogotá deux fois et un cinquième plus considérable qu'à Paris Ce résultat ne doit pas nous étonner ; en effet, malgré l'altitude, la plupart des influences qui déterminent l'abondance des pluies dans la zone torride agissent sur Bogotá et sur les montagnes voisines, et celles-ci, quoique très élevées du côté de l'Orient, ne forment pas au Plateau une barrière suffisante contre les averses apportées par le déplacement de la zone des calmes, qui suit le cours du soleil.

Occupons-nous maintenant de la quantité d'eau de pluie qui tombe à Bogotá pendant chacune des quatre saisons de l'année. Nous avons déjà dit que c'est en cela seulement qu'il existe une différence bien appréciable entre les diverses saisons sous ce climat de température uniforme. Il y a, en effet, à Bogotá, deux saisons sèches et deux autres pluvieuses, qui alternent dans le cours de l'année.

La première saison sèche commence vers la fin de décem-

1. *Op. cit.*, pag. 967.

Restrepo 3

bre et se prolonge ordinairement jusqu'à la fin de mars ; la quantité de pluie tombée, pendant cette période, est en moyenne de 0 m. 176, mais cette quantité se distribue inégalement entre les trois mois, ainsi qu'on peut le voir en comparant la quantité de pluie tombée pendant chacun d'eux avec la moyenne mensuelle déduite de la moyenne annuelle, soit 0 m. 092. Pendant la première moitié de décembre, les pluies sont encore abondantes, mais, vers le milieu du mois, elles commencent à diminuer pour devenir de plus en plus rares à mesure que la saison avance. Les mois de janvier, de février et la première moitié de mars sont secs ; mais, vers la fin de ce dernier, les pluies réapparaissent et ce mois devient plus humide que les deux précédents ainsi que le démontrent les chiffres suivants déduits des tableaux de M. Carrasquilla : La moyenne mensuelle générale étant de 0 m. 092, elle n'est en janvier que de 0 m. 055 ; parfois elle descend très bas et on peut la voir, comme cela a eu lieu en 1882, à 0 m. 005 seulement ; parfois aussi, dans les années très humides comme en 1887, elle dépasse la moyenne générale et monte à 0, m. 138 (F. Gonzales-B). Pendant le mois de février, la moyenne est la même qu'en janvier, 0 m. 055, le minimum observé étant de 0 m. 139 (1879). En mars, le minimum observé en 21 ans a été de 0 m. 21 (1872) et le maximum de 0 m. 462 (1886), la moyenne du mois étant de 0 m. 108.

Vers la fin du mois de mars commence la première saison pluvieuse, ce qui fait élever si haut, relativement aux mois précédents, la quantité d'eau de pluie tombée. Au commencement de ce mois, les pluies ne sont d'abord ni trop fréquentes ni trop abondantes mais, à mesure que la saison avance, elles suivent une progression continue jusqu'au mois de juin où elles commencent à diminuer pour céder la place aux pluies fines de l'été. La moyenne générale de cette saison peut être fixée à 275 millimètres et les trois mois donnent les chiffres suivants : avril, minimum observé 0 m. 014 (1869), maximum 0 m. 200 (1886), moyenne 0 m. 086 ; mai, minimum 0 m. 040 (1877), maximum 0 m. 200 (1886), moyenne 0 m. 124 ; juin, minimum 0 m. 037 (1868), maximum 0 m. 131 (1875), moyenne des 20 ans 0 m. 068.

Vers la fin du mois de juin commence la seconde saison sèche qui correspond à l'été de l'hémisphère boréal. La zone des calmes équatoriaux s'étant déplacée vers le nord suivant le cours du soleil, l'alizé de l'hémisphère austral règne alors dans la zone de l'hémisphère boréal voisine de l'Équateur. Ce vent, ainsi que le fait remarquer très justement M. Carrasquilla, après avoir traversé l'Océan atlantique et les vastes plaines qui s'étendent depuis la côte jusqu'au versant oriental de la Cordillère orientale et s'être chargé d'humidité, vient se refroidir sur celle-ci et laisse tomber, sous forme de pluies torrentielles, la majeure partie de cette humidité sur le versant oriental de la Cordillère avant d'arriver au Plateau ; l'eau qui lui reste encore, il vient la verser sur celui-ci sous forme de pluies excessivement fines, les *páramos*, qui caractérisent la saison d'été à Bogotá et qui, maintenant l'atmosphère dans un état presque constant d'humidité et refroidissant brusquement l'air ambiant, sont la cause des nombreuses maladies *a frigore* qui se présentent à cette époque, la plus malsaine de l'année. Les grandes pluies sont moins fréquentes pendant l'été que pendant le printemps et l'automne, mais elles le sont plus que pendant l'hiver, ce qui explique l'augmentation de la quantité d'eau de pluie par rapport à celle de l'hiver. Cette quantité s'élève dans cette saison à 0 m. 242, soit 66 millimètres de plus que pendant l'hiver et 33 seulement de moins qu'au printemps, et se distribue comme suit dans les trois mois: juillet, minimum en 20 ans, 0 m. 035 (1877), maximum 0 m. 110 (1872) moyenne 0 m. 057 ; août, minimum 0 m. 015 (1877), maximum 0 m. 115 (1886), moyenne 0 m. 066 ; septembre, minimum 0 m. 015 (1882), maximum 0 m. 153 (1873), moyenne 0 m. 067.

Vers le milieu de septembre, les *paramos* commencent à disparaître, mais alors des pluies abondantes accompagnées d'orages se présentent et persistent jusqu'à la première moitié de décembre ; c'est alors que la grêle tombe en abondance et que le tonnerre éclate le plus fréquemment. A mesure que la saison avance les pluies deviennent de plus en plus fréquentes et les orages, surtout en octobre, se succèdent presque sans interruption. En novembre, les pluies sont presque continues, mais elles sont déjà moins abondantes ; elles diminuent encore dans la première moitié de décembre et disparaissent vers la fin du mois. La quantité d'eau de pluie tombée pendant cette saison dépasse de beaucoup le chiffre des trois autres ; elle est de 0 m. 407, soit 37 0/0 de la quantité totale d'eau tombée pendant toute une année. Les pluies se distribuent comme suit pendant les trois mois : octobre, minimum 0 m. 124 (1877), maximum 0 m. 335 (1885), moyenne 0 m. 195 ; ce mois est donc le plus humide de toute l'année ; novembre, minimum 0 m. 039 (1882), maximum 0 m. 191 (1878), moyenne 0 m. 100 ; décembre, minimum 0 m. 020 (1883), maximum 0 m. 110 (1884), moyenne 0 m. 052.

Pour terminer cette partie afférente aux météores aqueux à Bogotá, il nous reste encore à parler des brouillards, des nuages et des gelées blanches. Quant aux neiges, nous n'en avons rien à dire ; elles sont inconnues à Bogotá et elles n'existent que sur les sommets les plus élevés de la Cordillère.

Les brouillards ne sont pas trop rares au Plateau de Bogotá, mais leur degré de fréquence et l'heure de leur apparition diffèrent pour chaque saison. Pendant l'hiver, la température montant à 20° et plus dans la journée, l'évaporation est très active et l'air se charge d'une assez grande quantité de vapeur d'eau qui reste cependant invisible, étant donné que l'air, par l'effet de cette même température, se trouve avoir une capacité plus grande. Pendant la nuit, au contraire, le ciel restant limpide, l'irradiation considérable fait descendre le thermomètre à zéro et quelquefois plus bas. La vapeur d'eau se précipite alors sur le sol sous la forme d'une rosée abondante, et peut même se transformer en gelée blanche si la température du sol est inférieure à zéro, détruisant toutes les plantes qui ne sont pas à l'abri.

Au lever du soleil, le sol se réchauffant, l'évaporation commence à se faire et c'est alors qu'apparaissent les brouillards qui couvrent le Plateau pendant les premières heures du matin ; mais, le sol et l'air continuant à se réchauffer, les brouillards se dissipent de sorte que, vers midi, ils ont disparu tout à fait et n'ont laissé comme vestige de leur passage que quelques *cirrhus* et *nimbus* dans les hautes régions de l'atmosphère. L'hiver, avons-nous dit, est la saison la plus sèche à Bogotá et celle où le thermomètre atteint ses plus grands maxima ; c'est aussi celle où le ciel est le plus limpide et le plus beau. L'été, dont les caractères météorologiques se rapprochent de ceux de l'hiver, présente aussi des phénomènes semblables ; seulement, l'apparition des brouillards n'est pas si constante et la limpidité du ciel n'est pas si grande qu'en hiver. Pendant le printemps, le ciel se trouve presque toujours couvert et les brouillards s'observent alors après les grandes pluies, mais ils disparaissent rapidement et sont remplacés par les *cumulus* qui sont le propre des après-midi du printemps (Carrasquilla).

L'automne est la saison où les météores aqueux sont le plus remarquables. Le ciel reste alors couvert pendant plusieurs jours ; les pluies sont abondantes et orageuses et la grêle tombe serrée, surtout au commencement de l'orage. La grêle ne tombe pas pendant les autres saisons si ce n'est pendant l'été ; encore n'est-elle pas aussi fréquente que pendant l'automne (Carrasquilla).

3° *Pression atmosphérique.* — Nous arrivons à la partie la plus importante de ce chapitre, la pression atmosphérique à Bogotá. En effet, ce n'est pas à la constance des climats d'altitude au point de vue de la température ; ce n'est pas à la division des saisons que nous venons d'étudier qu'est due la soi-disant immunité pour la phthisie dont jouissent les habitants des hauts plateaux ; c'est dans la raréfaction de l'air à ces hauteurs que Jourdannet fait résider la cause de cette immunité, et c'est à elle aussi qu'est due l'action favorable de ces climats sur la terrible maladie. Ainsi, nous allons étudier cette pression et voir les changements qu'elle éprouve pendant l'année et les oscillations qu'elle présente pendant le jour (1).

La pression atmosphérique, on le sait, diminue à mesure que l'on s'élève au dessus du niveau des mers, et cette diminution de pression est mise à profit pour déterminer la hauteur d'un lieu à l'aide des indications fournies par le baromètre. En ce qui concerne le Plateau de Bogotà, dont la hauteur varie entre 2560 mètres (Suacha-Reiss et Stübel) et 2660 mètres (Bogotá. de Humboldt), la pression atmosphérique y est loin du chiffre de 760 millimètres. A Bogotá, où les observations ont été le plus continues, cette pression peut être évaluée en moyenne à 560 millimètres (Carrasquilla) et non 544 millimètres comme le dit Guilbert (2). Le poids que l'homme supporte alors par l'effet de cette pression, au lieu d'être de 15500 kilogs, comme il l'est au niveau de la mer (760 millimètres de pression), descend à 11880, soit une diminution d'un peu plus d'un quart. Cette considération seule est déjà assez importante et nous verrons plus loin le rôle qu'elle peut jouer dans la question de la tuberculose. Pour le moment, occupons-nous des oscillations saisonnières et nycthémérales du baromètre.

Ici, comme pour la température, se présente un pre-

1. Ici comme dans toute la climatologie, nous avons pris la plupart de nos renseignements dans le travail de M. Carrasquilla.

2. Guilbert, *op. cit.*, page 42.

mier fait d'une grande importance ; c'est le peu d'amplitude et la grande régularité des oscillations de la colonne barométrique. Tandis que ces oscillations sont parfois très grandes et toujours irrégulières dans la zone tempérée, elles deviennent de plus en plus régulières et petites à mesure que l'on se rapproche de l'Équateur. A Bogotá, le plus d'écartement que l'on a trouvé entre le minimun et le maximum, dans une année, a été de 6 millimètres, mais cet écartement est si exceptionnel que l'on peut dire en termes généraux *que l'amplitude des oscillations* (du baromètre) *ne dépasse pas normalement le chiffre de deux millimètres* (1).

Voyons donc la marche du baromètre pendant les divers mois de l'année et, pour ce faire, mettons à profit les tableaux publiés par M. Carrasquilla. Ces tableaux, quoique très incomplets, puisqu'ils n'indiquent que les observations faites pendant l'année 1885, suffiront cependant pour nous donner une idée générale de cette marche.

En janvier, la colonne barométrique a marqué en moyenne 561 mm. 36. Le plus petit minimum a été pendant le mois de 558 mm. 79, le plus grand maximum de 563 mm. 32 ; l'écartement maximum, pendant le mois, a donc été de 4 mm. 53.

En février, voici les chiffres observés ; moyenne 560 mm. 63 ; minimum 558 mm. 39 ; maximum 562 mm. 98 ; écartement 4 mm. 59.

En mars, moyenne 560 mm. 75 ; minimum 558 mm. 29 ; maximum 561 mm. 98 ; écartement 3 mm. 69.

1. Carrasquilla, *op. cit.*, pag. 930.

·En avril, moyenne 560 mm. 39 ; minimum 558 mm. 24 ; maximum 562 mm. 33 ; écartement 4 mm. 09.

En mai, moyenne 560 mm. 75 ; minimum 558 mm. 63 ; maximum 563 mm. 23 ; écartement 4 mm. 44.

En juin, moyenne 561 mm. 36 ; minimum 559 mm. 24 ; maximum 563 mm. 68 ; écartement 4 mm. 44.

En juillet, moyenne 561 mm. 12 ; minimum 558 mm. 64 ; maximum 562 mm. 93 ; écartement 4 mm. 29.

En août, moyenne 560 mm. 88 ; minimum 558 mm. 49 ; maximum 563 mm. 18 ; écartement 4 mm. 69.

En septembre, moyenne 561 mm. 13 ; minimum 558 mm. 49 ; maximum 562 mm. 59 ; écartement 4 mm. 10.

En octobre, moyenne 560 mm. 48 ; minimum 557 mm. 73 ; maximum 562 mm. 83 ; écartement 5 mm. 10.

En novembre, moyenne 559 mm. 78 ; minimum 557 mm· 79 ; maximum 561 mm. 83 ; écartement 4 m m. 04.

En décembre, moyenne 560 mm. 22 ; minimum 557 mm· 94 ; maximum 562 mm. 13 ; écartement 4 mm. 19.

On le voit, les moyennes barométriques ne varient presque pas d'un mois à l'autre, et elles s'éloignent peu de la moyenne annuelle que nous avons dit être de 560 millimètres (560 mm. plus exactement pour l'année 1885) ; or, si nous suivons la marche annuelle du baromètre ; nous trouvons que la colonne de cet instrument présente un maximum pour les mois de juin et de juillet, ce qui résulte aussi des tableaux météorologiques de Caldas (1) et des observations de Boussingault et de de Humboldt, et un minimum qui correspond aux mois d'octobre et de

1. Voyez le *Semanario de la Nueva Granada*, pag. 34 et suiv.

novembre. Ainsi, pendant l'automne et l'hiver, le baromètre est plus bas ; il est au contraire plus haut pendant le printemps et surtout pendant l'été.

Voyons maintenant les oscillations de l'instrument pendant une période nycthémérale. Ces oscillations, comme nous l'avons déjà dit, présentent, dans le voisinage de l'Équateur, une grande régularité qui n'est altérée que par des causes étrangères et accidentelles comme les pluies, les vents, etc. ; elles ont aussi un amplitude qui n'est pas plus considérable dans n'importe quelle autre zone.

D'une manière générale, le baromètre commence à descendre depuis 10 h. du matin et ce mouvement se continue jusqu'à 3 h. de l'après-midi où il atteint un premier minimum. De 3 h. à 5 h., ce minimum se maintient, mais à 5 h. commence l'oscillation inverse, de sorte que, vers 9 h. du soir, il arrive à un premier maximum qui se soutient jusqu'à 10 h. et quelquefois 11 h. ; le mouvement de descente recommence alors pour atteindre un deuxième minimum vers 4 h. du matin ; il remonte alors et atteint son premier maximun vers 9 h., maximum qui se maintient jusqu'à 10 h. à laquelle la descente recommence. L'amplitude de ces oscillations ne dépasse pas en moyenne le chiffre de 2 mm. 50, mais elle peut arriver exceptionnellement à 4 mm. 50.

5° *Vents*. — Deux sortes de vents se présentent au plateau de Bogotá ; ce sont d'une part, des vents *généraux périodiques*, les alizés ; d'autre part, les vents propres au Plateau ; examinons ces deux catégories successivement.

Les vents alizés résultent de l'inégale répartition de la chaleur émanée du soleil entre l'Équateur et les pôles :

cette inégalité de chaleur, jointe au mouvement de rotation de la terre, fait que l'air froid des régions polaires se précipite vers l'équateur dans la direction sud-est pour l'hémisphère nord, nord-est pour l'hémisphère sud. Ces vents alizés soufflent dans les deux hémisphères pendant toute l'année, sauf dans une zone située aux environs de l'équateur thermique, la *zone des calmes équatoriaux.* Cette zone, comme l'équateur thermique, se déplace vers le nord et vers le sud, suivant le cours du soleil, de sorte que les contrées situées aux environs de l'Équateur reçoivent les vents alizés de l'hémisphère nord pendant une partie de l'année, et le vent du sud pendant l'autre. A Bogotá, qui se trouve située vers les 4°,75 de lat. N., ce phénomène s'observe très clairement.

Les vents alizés de l'hémisphère sud traversent la ligne vers le mois de juin et s'avancent dans l'hémisphère boréal, soufflant alors à Bogotá. Ce vent, après avoir traversé l'Océan atlantique et s'y être chargé d'une grande quantité d'humidité, vient se briser en partie contre la Cordillère orientale où, se refroidissant, il la laisse tomber sous forme de pluies torrentielles et, après avoir passé par dessus le sommet de la Cordillère, arrive à Bogotá presque complétement sec. L'humidité qui lui reste forme alors ces petites pluies très fines dont nous avons déjà parlé et qui sont connues au pays sous le nom de *páramos.* Ces vents sont considérés avec raison, comme les messagers du beau temps.

Le vent du Sud-Est domine à Bogotá pendant tout l'été ; vers la fin de septembre, la zone des calmes, qui s'était avancée vers le Nord, revient vers l'Équateur et le vent du Sud-Est se retire au Sud. Bogotá reste alors comprise dans cette zone et les tempêtes, les pluies orageuses remplacent le beau temps qui régnait pendant l'été.

En même temps que la saison la zone des calmes s'avance vers l'hémisphère Sud et l'alizé du Nord-Est commence à souffler dans les régions de l'hémisphère boréal situées aux environs de l'Équateur, de sorte que, vers la fin de décembre, ce vent commence à souffler à Bogotá. Les pluies de l'automne s'en vont alors et sont remplacées par le temps très sec de l'hiver qui, comme nous l'avons dit, est la saison la plus sèche de Bogotá. Ce vent, en effet, doit passer par dessus les ramifications de la Cordillère orientale qui s'étendent vers le Vénézuela et il a pu y perdre toute son humidité.

Mais, l'équinoxe du printemps (21 mars) arrive et alors la zone des calmes équatoriaux revient sur ses pas ; l'alizé du Nord s'éloigne de Bogotá, celui du Sud n'est pas encore arrivé et le Plateau reste alors compris dans la zone des calmes ; les phénomènes qui se sont produits en automne se reproduisent maintenant ; les pluies recommencent et la première saison pluvieuse de l'année s'établit jusqu'au mois de juin où le temps revient au beau par l'apparition de l'alizé du Sud-Est. Les pluies cependant ne sont ni si fréquentes, ni si fortes qu'en automne et les orages sont loin de présenter la même fréquence que dans cette dernière saison.

Parmi les vents locaux propres au Plateau qui soufflent avec le plus de fréquence, le plus important est celui que les agriculteurs désignent sous le nom de *Bojacá* parce qu'il souffle sur le Plateau du côté de ce village, c'est-à-dire du Sud-Ouest. Parfois sa direction change un peu et alors il souffle directement de l'Ouest ; ce vent règne surtout pendant l'hiver et quelquefois aussi pendant l'automne. Pour M. Carrasquilla, il serait dû à l'inégale répartition de la chaleur entre le Plateau et la vallée du Magdalena située à l'occident du Plateau dont elle n'est séparée que par une chaîne de montagnes de peu d'élévation. Le Plateau, presque horizontal et tout à fait dépourvu d'arbres, s'échaufferait plus pendant le jour que la vallée qui, bien que plus bas située, est entièrement couverte de bois. L'air plus chaud du Plateau s'élèverait alors vers les hautes régions de l'atmosphère et serait remplacé par l'air plus froid de la vallée. Ains s'expliquerait le fait que ce vent ne commence à souffler que vers midi ou une heure pour cesser un peu après le coucher du soleil. Quoi qu'il en soit de cette explication, il est vrai de dire que, parmi les vents locaux, celui-ci est le plus constant et le plus fréquent.

Pendant le printemps, qui est la première saison pluvieuse, les vents ne présentent rien de particulier à noter ; ils sont irréguliers et variables comme les causes qui les produisent, c'est-à-dire les refroidissements partiels de l'atmosphère. La même chose s'observe pour l'automne, seconde saison pluvieuse ; les conditions atmosphériques sont alors semblables à celles du printemps et les vents se comportent de même. Toutefois, il n'est pas rare que le vent prédominant soit alors, ainsi que nous l'avons déjà dit, le vent du Sud-Ouest.

C'est pendant l'été que les vents sont les plus forts à Bogotá. L'alizé du Sud-Est se présente alors parfois avec une force considérable, sans atteindre toutefois la puissance des ouragans qui sont, on peut bien le dire, inconnus à Bogotá (Carrasquilla).

Nous n'avons pas de renseignements assez complets sur la vitesse des vents au Plateau pour pouvoir en tirer des conclusions générales; aussi nous bornerons-nous à faire connaître les résultats obtenus, sur ce sujet, à l'Observatoire de la ville, pour les huit derniers mois de l'année 1886 et les deux premiers de 1887. Le mouvement moyen de l'atmosphère a été alors, par seconde de temps, égal à 0 m. 270; le maximum du mouvement a été observé en juillet (0 m. 811), août (0 m. 422) et septembre (0 m. 300), c'est-à-dire pendant l'été; le mouvement diminue en automne, octobre (0 m. 280); novembre (0 m. 180); décembre (0 m. 181), plus encore en hiver, janvier (0 m. 160); février (0 m. 170); il descend beaucoup pendant le printemps, mai (0 m. 59). Ces résultats nous montrent que le renouvellement de l'air à Bogotá, par le fait des vents, est très peu considérable.

Nous avons fini avec les quelques considérations que nous nous proposions d'exposer sur le climat du Plateau de Bogotá, dans le but de pouvoir comprendre son action sur la tuberculose. Nous reconnaissons que les renseignements que nous venons de donner, sur un sujet aussi important, peuvent être traités d'incomplets, mais nous pensons que, tout incomplets qu'ils sont, ils peuvent suffire à se faire une idée d'un tel climat.

Avant de quitter ce sujet, nous voulons dire quelque chose sur la structure du sol et son inclinaison relativement à l'horizon au Plateau de Bogotá.

Et, bien qu'en réalité cette structure et cette inclinaison ne forment pas, à proprement parler, un élément du climat (Fonssagrives), son étude nous paraît assez importante parce que ces deux circonstances modifient toujours, plus ou moins profondément, les effets que le climat fait sentir sur l'homme.

Le Plateau, avons-nous dit, formait autrefois le lit d'un lac sub-andin dont les eaux, à un moment donné, trouvèrent, vers la vallée du Magdalena, un passage qui leur fut livré par un cataclysme volcanique; dès lors, le Plateau resta à sec et les eaux, en se retirant, laissèrent un sol d'une fertilité extraordinaire. Mais ce sol étant presque horizontal, l'écoulement des eaux se fait difficilement et ainsi, à l'époque des grandes pluies, toutes les parties basses s'inondent et forment des marais et des lacunes d'une extension parfois considérable. La situation de Bogotá, au pied de la Cordillère et dans la partie la plus élevée du Plateau, fait que ces inondations n'atteignent pas la ville; mais, là aussi, pendant presque toute l'année, le sol est très humide, surtout dans les bas quartiers qui cependant ont une élévation supérieure à celle du reste du Plateau. Cette humidité est due à ce qu'une couche imperméable d'argile s'étend presque partout sous la ville à une très faible profondeur du sol. L'eau qui tombe est absorbée par la couche supérieure du terrain et bientôt se trouve arrêtée par la couche d'argile qui lui oppose une barrière; elle reste alors près de la surface, maintenant ainsi un état constant d'humidité dans le sol et faisant des rez-de-chaussée des maisons de Bogotá des appartements d'une insalubrité remarquable. Nous verrons que cette considération présente une grande importance lorsque nous saurons que presque toutes les maisons de Bogotá n'ont que le rez-de-chaussée.

Pour terminer, résumons sous forme de propositions générales ce que nous avons dit du climat du Plateau de Bogotá.

I. — Le climat de Bogotá, au point de vue de la température, doit être classé parmi les climats tempérés à température constante. La température, d'un jour à l'autre, d'un mois à l'autre et d'une saison à l'autre ne présente presque pas de différences. Les oscillations nycthémérales sont comprises entre des limites que l'on peut fixer à zéro pour le point inférieur et à 20° pour le point supérieur (thermomètre à l'ombre) ; mais ces oscillations sont loin d'être aussi marquées dans toutes les saisons et c'est presque uniquement pendant l'hiver qu'elles atteignent l'amplitude signalée.

II. — Prenant en considération la quantité des pluies et l'état hygrométrique moyen (75°) à Bogotá, le climat du Plateau doit être rangé parmi les climats humides. Le sol aussi est très humide, et cette humidité, presque constante, est due, d'une part à la grande quantité d'eau de pluie qui tombe pendant l'année ; d'autre part, à l'horizontalité et à l'imperméabilité qui en rend difficile l'écoulement. Le régime des pluies permet de diviser l'année en quatre saisons, deux sèches (hiver et été) et deux pluvieuses (printemps et automne), l'hiver étant la saison la plus sèche et l'automne, la plus humide. En représentant par 100 le chiffre total d'eau tombée pendant l'an-

née on a, pour l'hiver, 16 0/0 ; pour le printemps, 25 0/0 ;
pour l'été, 22 0/0 et pour l'automne 37 0/0.

, III. — La pression atmosphérique moyenne est, à Bogotá,
de 0 m.56075 ; l'écartement entre le maximum et le minimum, pendant un an, ne dépasse pas 6 millimètres. Les
oscillations nycthémérales du baromètre y sont très régulières et leur amplitude moyenne peut être évaluée à 2
millimètres et demi.

IV. — Les vents régnants au Plateau sont les alizés ; celui
de l'hémisphère nord souffle pendant l'hiver, celui du
sud, pendant l'été ; en automne et en hiver souffle aussi,
fréquemment, un vent du Sud-Ouest. Au printemps les
vents présentent une très grande irrégularité. Le mouvement moyen de l'atmosphère, par seconde de temps, a
été, en 1886-1887, de 0m.270.

V. — Les phénomènes électriques sont plus fréquents
en automne que dans les autres saisons.

CHAPITRE II

ETHNOGRAPHIE. — RÉGIME DE VIE, CONDITIONS HYGIÉNIQUES
ET ALIMENTATION DES HABITANTS DU PLATEAU DE BO-
GOTA.

Le Plateau de Bogotá est une des parties les plus riches
et les plus peuplées de la Colombie ; la grande fertilité de
son sol et la douceur de son climat sont, sans doute, les
causes principales qui y ont déterminé une aggloméra-
tion, relativement si considérable, de population. Il était

occupé, autrefois, par le puissant empire des Zipas qui venait après ceux des Aztèques et des Incas, au point de vue de la civilisation.

Il fut envahi en 1538 par les Espagnols qui y fondèrent la ville de Bogotá (6 août 1538). Aujourd'hui, deux races principales et les métis, issus de leur mélange, représentent la population de ce pays. Ce sont, d'une part, la race blanche espagnole dont les exemplaires, tout à fait purs, ne sont pas rares parmi les anciennes familles de la capitale ; d'autre part, la race indienne réprésentée par les descendants des Chibchas et dont le nombre, si grand au moment de la conquête, se trouve aujourd'hui très réduit et ne cesse de diminuer ; après ces deux races viennent les *métis*, issus de leur mélange et dont le nombre est assez considérable. La race nègre ou africaine est très peu nombreuse au Plateau ; aussi, nous n'aurons pas à nous en occuper ; en dehors des races indigènes, il y a encore les étrangers qui habitent le Plateau plus ou moins de temps.

Nous allons étudier maintenant les particularités que présentent les habitants du Plateau aux points de vue de leurs caractères physiologiques, de leur genre de vie et de la nature de leur alimentation ; mais auparavant, ouvrons une parenthèse et disons quelques mots sur l'influence que l'habitation exerce sur l'homme dans les altitudes ; notre étude sur les caractères physiologiques des habitants du Plateau sera ainsi plus utile puisque nous pourrons comparer les phénomènes que nous observons à Bogotá avec ceux que les divers auteurs nous décrivent.

Les effets de la diminution de pression sur l'homme

sont de deux sortes ; les uns sont primitifs et d'une courte
durée, ce sont ceux qu'on observe chez les ascensionnis-
tes ou chez les individus soumis dans une chambre à une
décompression considérable ; les autres sont secondaires
et résultent de l'habitation dans les grandes altitudes.

Les premiers de ces phénomènes ne nous intéressent
pas au point de vue spécial où nous nous sommes placé,
il s'agit ici des modifications variées dans le rythme de la
respiration et dans le nombre des battements du cœur
et dans une fatigue accompagnée de vertiges et de
vomissements (le *proete* ou *mal des montagnes*), phénomènes qui attestent la lutte que l'organisme soutient
pour s'adapter aux conditions que lui créent la raréfaction de l'air et l'abaissement de la température. Nous
dirons seulement à ce sujet que, malgré les hauteurs considérables des gorges qu'il faut franchir pour accéder au
Plateau, les habitants des plaines, qui font fréquemment
le voyage de Bogotá ou des autres villes des environs, ne
présentent presque jamais des symptômes comparables à
ceux que Guilbert a décrits pour la Bolivie ; Gayraud et
Domec, pour Quito ; Jourdannet, pour l'Anahuac, et
tant d'autres auteurs pour toutes les régions élevées du
globe. C'est tout au plus si dans le cours d'un de ces
voyages qui durent deux ou trois jours et pendant lesquels
on se transporte des terres basses situées à quelques
centaines de mètres au dessus du niveau de la mer, — de
Villavicencio par exemple (440 m. Reiss et Stübel), — aux
dépressions du sommet de la Cordillère qu'il faut franchir
pour arriver au Plateau, à la gorge appelée *Boquerón de
Chipaque* (3200 m. Hettner), dans l'exemple choisi ;

c'est tout au plus, disons-nous, si, dans ces conditions, le
voyageur éprouve quelques légers symptômes sans
grande importance, dont la description a été si bien donnée par Caldas dans son travail : « Sur l'influence du climat sur les êtres organisés », publié dans le *Semanario
de la Nueva Granada* en mai 1808 (1) que nous allons
citer textuellement : « Lorsqu'un habitant des rives du
« Magdalena, par exemple, monte au Plateau de Bogota,
« il voit que ses urines augmentent de quantité et qu'il
« est forcé de les évacuer plus souvent; ses lèvres se
« sèchent à tel point que la muqueuse de ces parties
« délicates tombe, se fendille; ses yeux rougissent, son
« nez distille abondamment et une soif ardente le force de
« boire les eaux glacées de ces régions ». Nous-même,
nous avons fait maintes fois le voyage des Llanos au Plateau et nous n'avons jamais éprouvé d'autres symptômes que ceux que nous venons de décrire d'après Caldas.

Examinons maintenant l'action que l'habitation dans
les altitudes exerce sur l'homme ; cette action se fait
sentir sur presque toutes les fonctions, mais surtout sur
la respiration et la circulation.

D'après Jourdannet (2), l'homme placé dans les grandes
altitudes (au-dessus de 2000 mètres) conservant le même
rythme respiratoire (16 mouvements à la minute) que
celui des plaines, absorbe une quantité d'oxygène moindre
que ce dernier ; cette diminution d'oxygène équivalant à
794 grammes par jour pour l'Anahuac, sous une pression

1. *Loc. cit.* p. 142.
2. *Loc. cit.*

de 583 mm., serait la cause de cette anémie toute particulière décrite par lui sous le nom d'*anoxhémie barométrique* et qui, entre autres signes, présente celui très curieux de ne pas céder aux préparations ferrugineuses. En s'appuyant sur ces chiffres, M. Jourdannet conclut à l'extrême difficulté, à l'impossibilité même, de l'acclimatation des Européens dans les grandes altitudes de l'Amérique intertropicale.

Mais si les nouveaux venus présentent de tels phénomènes, on ne les observe pas parmi les Indiens dont la race habite le Plateau depuis plusieurs siècles et qu'ils n'ont jamais quitté. Chez eux, l'habitude d'une part, l'hérédité de l'autre déterminent des conditions tout à fait spéciales ; leur thorax est plus développé que ne le comporte leur taille ordinairement petite ; la respiration est plus fréquente, plus profonde et la circulation plus active, comme pour amener plus fréquemment le sang au contact de l'air dans l'intérieur du poumon. Aussi, malgré la raréfaction considérable de l'air, malgré des conditions détestables de vie et d'alimentation, ces Indiens sont des hommes robustes, supportant facilement un travail considérable et faisant, dans les montagnes et sans prendre de repos, des courses de plusieurs lieues.

Mais les faits avancés par Jourdannet, en ce qui concerne les nouveaux venus au plateau de l'Anahuac, ont été contredits par Coindet (1), autre médecin français qui observait dans les mêmes endroits et que sa place de médecin de l'armée française mettait dans une situation très commode pour observer les phénomènes éprouvés par les

1. *Loc. cit.*

soldats et les comparer aux phénomènes présentés par les Mexicains. Les résultats obtenus par Coindet sont tout à fait remarquables au point de vue de leur précision ; Coindet ne s'est pas contenté de vues théoriques comme l'avait malheureusement fait Jourdannet ; il a voulu faire plus, il a mesuré le thorax d'un certain nombre de soldats français et du même nombre de Mexicains, les plaçant dans des conditions comparables d'âge et de stature ; il a compté aussi le nombre des respirations et des battements du cœur et il a étudié la quantité d'acide carbonique exhalée. Comme résultat de ses recherches, il donne les chiffres suivants : la moyenne des pulsations, chez 250 Français, était de 76,216 ; chez 250 Mexicains, cette moyenne était de 80,24. La circonférence moyenne du thorax chez les 250 Français était de 92 centimètres ; chez les Mexicains, elle était de 89 centimètres 048. Le nombre moyen des mouvements respiratoires, à la minute, était de 19,36 chez les Français, tandis que, chez les Mexicains, ce nombre était égal à 20,297. Nous sommes loin, comme on le voit, des 16 inspirations par minute ; le rythme respiratoire était donc supérieur à ce chiffre, non seulement chez les Mexicains, mais aussi chez les soldats français. Or, ce rythme, comme le fait très justement remarquer M. Leroy de Méricourt dans son savant article *Altitudes*, du *Dictionnaire encyclopédique des sciences médicales*, compense amplement la quantité d'oxygène qui serait en déficit, d'après Jourdannet, avec 16 inspirations par minute. Coindet a trouvé aussi que 'exhalation du gaz carbonique était sensiblement la même que celle observée au niveau des mers.

Avant Coindet, A. d'Orbigny, dans son voyage au Pérou pendant lequel il parcourt les hauts plateaux des Andes, à une hauteur moyenne de 4.200. m, avait cru remarquer que les habitants de ces régions élevées présentaient des organes respiratoires plus amplement développés que ceux des habitants des côtes. D'après lui, la taille des hommes des tribus de ces plateaux serait moindre et la teinte de la peau d'autant plus sombre que l'air est plus sec. Pour Guilbert, ce développement plus considérable du thorax serait seulement apparent. La taille peu élevée des Indiens des plateaux et le développement considérable de leur système musculaire seraient la cause de cette apparence. Une opinion semblable a été émise par MM. Gayraud et Domec. « Nos observations, disent ces auteurs, nous por-
« tent à conclure que s'il y a réellement une exagération
« relative dans les dimensions de la cage thoracique, cette
« exagération est bien peu sensible, et nous nous deman-
« dons si Jourdannet n'a pas basé son assertion sur de
« simples apparences (1) ».

Si les opinions des auteurs ont varié tellement au sujet des caractères physiologiques des indigènes des altitudes, le désaccord n'est pas moindre en ce qui concerne l'acclimatement des Européens dans ces hautes régions. A en croire M. Jourdannet, cet acclimatement serait impossible, au moins pour l'Anahuac, l'inperfection de l'hématose s'y opposant. Mais ici, comme sur bien d'autres points, M. Jourdannet a été combattu et Coindet, Guilbert et bien d'autres auteurs ont opposé aux vues théoriques de cet auteur des faits d'une importance capitale.

1. Gayraud et Domec, *op. cit.*, p. 36.

Avant les publications de Jourdannet, A. de Humboldt, dans ses voyages, faisait remarquer l'état de prospérité de la race espagnole sur les Andes. Cette race, envahissant les hauts plateaux de l'Amérique méridionale, dans la première moitié du xvie siècle, s'y est établie et a prospéré à un point tel qu'aujourd'hui elle y représente un élément au moins aussi nombreux que l'élément indigène. Comment nier l'acclimatement des races blanches dans ces plateaux si l'on songe que les armées de Bolivar, formées presqu'en totalité d'individus de race blanche, originaires des plaines ardentes de l'Orénoque, ont parcouru, pendant la guerre de l'émancipation, ces vastes plateaux, depuis Tunja jusqu'au Pérou, livrant des batailles sans nombre, sans éprouver des pertes sensibles de la part du climat? Comment dire que les nouveaux venus aux plateaux se trouvent dans un état d'anémie considérable, d'*anoxhémie barométrique* qui les forcerait de rester inactifs, faute de forces, si l'on se rappelle que ces mêmes individus, venus des plaines, livrèrent, pour l'émancipation d'un monde, des batailles aussi importantes que celles de Pichincha et Ayacucho, à une hauteur de 4000 mètres pour la première et de 2000 mètres pour la seconde ? Non, l'acclimatement des Européens dans les hauts plateaux des Andes ne présente pas de sérieuses difficultés ; il est, au contraire, très facile à obtenir et pour l'individu et pour la race et si, dans quelques-uns de ces plateaux, les étrangers ne progressent pas, ce n'est pas parce que le climat s'y oppose, mais parce que, ainsi que nous le verrons plus loin, les conditions d'alimentation et de régime hygiénique qu'ils y rencontrent sont aussi mauvaises que possible. Pour nous, les climats d'altitude agissent très favorablement sur l'homme des plaines. Si, pendant les premiers jours, il éprouve quelques altérations dans sa santé, troubles dépendants de la difficulté que son organisme éprouve pour se mettre en équilibre avec les conditions de raréfaction de l'air et de diminution de la température extérieure, l'équilibre se rétablit promptement et l'*anoxhémie barométrique*, *l'anémie des altitudes* disparaît sans laisser de traces.

Voyons à présent les prédispositions pathologiques et les immunités que la permanence dans les altitudes crée. Tout d'abord, les maladies inflammatoires du poumon affecteraient dans les hauts plateaux une gravité exceptionnelle, ce qui serait dû à la suractivité de la respiration et de la circulation. D'après Coindet, la pneumonie, au Mexique, cède ou abat sans retard par suite de l'action stupéfiante sur le poumon d'un sang mal artérialisé. L'asthme et les affections catarrhales y seraient très fréquentes. Quant à l'emphysème, on le verrait souvent dans ces climats, la raréfaction de l'air étant sa cause productrice (Lombard). Pour Jourdannet, le climat n'exercerait sur cette dernière maladie aucune influence puisque des individus des plaines éprouvent souvent un soulagement considérable en montant aux plateaux, tandis que des indigènes du Plateau atteints de la même maladie, se sont trouvés mieux en descendant aux plaines.

Le typhus et la fièvre typhoïde seraient très fréquents dans les hauts plateaux et y affecteraient un haut degré de gravité ; mais, ici comme partout, nous nous demandons si c'est à l'altitude que l'on doit attribuer cette fréquence ou plutôt aux détestables conditions hygiéniques au milieu desquelles vivent les habitants de ces contrées. Nous pensons que les climats d'altitude, loin de favoriser le développement des divers microbes pathogènes, s'y opposent jusqu'à un certain point et que c'est seulement grâce à leurs déplorables conditions d'existence que les microbes envahissent les organismes des habitants des plateaux et que, malgré le climat peu favorable, ils peuvent s'y développer et s'y multiplier facilement.

En ce qui concerne la phthisie pulmonaire, comme nous l'avons déjà dit, l'accord est presque complet parmi les auteurs qui ont visité les hauts plateaux des Andes, pour la considérer comme très rare dans ces régions. Quelques voix seulement, mais aussi des plus autorisées (Leroy de Méricourt, Fonssagrives, etc.) se sont élevées contre de telles assertions, s'appuyant sur des preuves physiologiques; mais leur opinion est loin d'être acceptée et nous voyons que, malgré eux, on persiste à considérer les grandes altitudes comme réfractaires au développement de cette terrible maladie. Or, ainsi que nous l'avons dit dans notre introduction, cette action préventive du climat sur la phthisie pulmonaire, n'existe pas au Plateau de Bogotá où la tuberculose pulmonaire s'observe, non seulement chez les nouveaux venus, mais aussi, et avec un certain degré de fréquence, chez les Indiens originaires du Plateau. Plusieurs de nos observations relatent des cas de phthisie développée chez ces individus. Du reste, nous reviendrons sur ce point dans le chapitre suivant, lorsque nous étudierons le degré de fréquence de la tuberculose dans les classes hospitalisées à Bogotá.

Maintenant que nous avons exposé rapidement les modifications que l'habitation dans les altitudes imprime à l'é-
conomie et les prédispositions morbides qu'elle détermine,
examinons les caractères physiologiques des habitants du
Plateau de Bogotá et comparons ce que nous observons
chez eux avec ce que nous venons de dire. Des trois races qui habitent le Plateau, blancs, indiens et métis, ce
sont les deux dernières qui nous intéressent le plus. Ce
sont elles, en effet, qui forment l'élément le plus nombreux de la population et comme c'est chez eux que se
recrutent les travailleurs de tous métiers et que c'est
parmi eux que l'on trouve ces détestables conditions de
vie et d'alimentation dont nous avons déjà parlé, c'est sur
eux que les maladies de toutes sortes sévissent plus spécialement et avec le plus d'intensité; enfin ce sont eux
qui fournissent, presqu'exclusivement, la clientèle des
hôpitaux, leur misère ne leur permettant pas de se faire
soigner chez eux. La race indienne présente, d'un autre
côté, un grand intérêt pour nous puisque, d'après les auteurs dont nous avons tant de fois cité les noms, c'est
chez les indiens que l'immunité pour la phthisie serait
le plus absolue. Nous savons déjà ce que l'on doit penser
de cette assertion.

Indiens. — Les Indiens du Plateau de Bogotá, descendants des anciens *Chibchas* ou *Muiscas* qui occupaient la
contrée au temps de la conquête espagnole, présentent
des caractères génériques de race tout à fait comparables
à ceux des Aztèques, des Incas et de toutes les autres
peuplades sauvages de l'Amérique espagnole; c'est toujours la même race, à peine modifiée par l'influence des

divers climats qu'elle habitait. Les seules différences que l'on puisse trouver entre les diverses tribus de cette race cuivrée et que l'on peut attribuer à l'influence des climats sont de légères variations dans la teinte, plus ou moins foncée de la peau et dans le degré de développement moral et intellectuel qui, très considérable chez les Aztèques, les Incas et les Chibchas qui étaient arrivés à un certain degré de civilisation, était resté rudimentaire presque partout ailleurs.

Les indiens de Bogotá et de ses environs sont ordinairement d'une taille peu élevée, mais bien proportionnée ; leurs traits sont les mêmes que ceux de l'indien des côtes, seulement, leur couleur, toujours cuivrée, est un peu moins foncée que celle de ce dernier ; leur face est ronde, moins longue que large et peu convexe ; leur front aplati est étroit, leur crâne peu proéminent ; ils ont le nez petit et aplati ; leurs yeux petits, noirs, regardent d'un air rusé et méfiant ; les pommettes sont proéminentes ; la bouche est largement fendue, à lèvres grosses et peu colorées ; les dents sont d'une blancheur éclatante et d'une régularité parfaite, ne se gâtant ni ne tombant jamais, quoique leurs possesseurs s'en soucient fort peu ; leurs cheveux, tout à fait lisses, sont gros, longs, noirs et très abondants, ils ne tombent presque jamais et ne commencent à blanchir qu'à un âge très avancé, ce qui, joint au peu de traces que les années laissent sur la physionomie de l'indien, ce qui fait, dis-je, qu'il est à peu près impossible de déterminer, même approximativement, leur âge, question dont, du reste, ils ne se préoccupent guère. Le reste du système pileux présente un développement très rudimentaire ; la barbe brille par son absence et, sur les parties du corps ordinairement couvertes de poils, on n'en voit que très peu. Ce fait, observé par les conquérants, leur avait fait croire que les indiens s'arrachaient la barbe aussitôt qu'elle se montrait, idée erronée que nous voyons reproduite dans nombre de livres écrits par des voyageurs européens venus en Amérique à différentes époques.

Malgré les mauvaises conditions hygiéniques dans lesquelles il se trouve et surtout malgré sa mauvaise alimentation dont fait indipensablement partie la *chicha*, liqueur fermentée qu'on extrait du maïs, l'indien est d'une constitution assez robuste ; ses membres, dont les proportions ne présentent rien de choquant, sont forts et bien musclés. Les mains sont petites et bien faites et les pieds petits et bien cambrés *feraient envie à beaucoup de nos élégants ou élégantes* (1).

La résistance des indiens des hauts plateaux de l'Amérique pour la marche est devenue légendaire et nous la retrouvons parmi nos indiens de Bogotá. Ces derniers, quoique ne présentant pas, pour les courses rapides, le degré de résistance qui distingue les Quiténiens et les Mexicains, ainsi que les auteurs se plaisent à nous le répéter, fournissent cependant de longues courses, chargés souvent de lourds fardeaux, sans se fatiguer sensiblement.

Malgré leur force et leur constitution robuste, les indiens ne sont pas très actifs pour le travail ; ils sont plutôt paresseux et enclins à l'oisiveté, et, toutes les fois

1. Gayraud et Domec. *Op. cit.*, page 38.

qu'ils le peuvent, ils laissent les travaux les plus lourds
à leurs femmes.

Soumis à de mauvais traitements depuis la conquête et
toujours employés aux labeurs les plus lourds, les indiens
sont devenus méfiants et d'un caractère concentré, et
quoique leur intelligence soit bien développée, comme le
prouvent leur ruse et leur aptitude à apprendre, ils par-
lent peu et le moins souvent possible. On dirait qu'ils
n'ont oublié aucune des humiliations, aucun des mauvais
traitements que leur ont infligés les Européens envahis-
seurs avec lesquels ils cherchent à éviter toutes les occa-
sions de traiter. Tristes résultats d'une conquête qui, si
elle rapporta beaucoup d'or à l'Espagne, n'augmenta en
rien sa gloire !

L'indienne du Plateau ne manque pas de beauté ; ses
traits sont plus réguliers que ceux de l'homme et son
caractère est aussi plus doux et plus sensible, en quoi elle
diffère totalement de l'indienne des côtes qui ne se
distingue du mâle, dont elle a les traits, la force et
le caractère, que par ses fonctions naturelles. D'après
Caldas « il y a parmi les premières de belles femmes et on
y retrouve les traits et les profils déliés de leur sexe. La
pudeur, la modestie, la toilette, les occupations domestiques y reprennent tous leurs droits. Ici plus d'intrépi-
dité, plus de luttes avec les vagues ni avec les bêtes fau-
ves (1) »...

Chez les Indiens du Plateau, pour pouvoir apprécier
les modifications que l'adaptation au milieu peut avoir

1. Caldas. *Op. cit.*, p. 132.

imprimées à leur organisme, nous allons étudier cette question.

Nous avons dit, que, d'après M. A. d'Orbigny, les tribus indiennes présentaient une taille d'autant moins élevée et un teint d'autant plus foncé qu'elles habitaient des endroits plus secs ou, ce qui revient au même, des endroits plus élevés (1). Malgré tout le respect que nous devons à l'illustre voyageur français, nous ne pouvons pas admettre ses idées. Il n'y a, en effet, aucune différence sensible entre la taille des indiens du Plateau et celle de leurs congénères qui habitent les vastes steppes marécageuses de l'orient de la Colombie et si nous avions à nous prononcer à ce sujet, nous dirions que la taille de ces derniers, quoiqu'ils habitent des endroits humides est plus petite que celle de ceux qui habitent le Plateau bien plus sec cependant que les plaines dont il s'agit. En ce qui concerne le teint, les différences que l'on remarque d'une tribu à l'autre ne sont pas dues, non plus, à la plus ou moins grande sécheresse de l'air. Nous voyons, par exemple, que les indiens du Plateau sont moins foncés en couleur que la plupart de ceux qui habitent les *Llanos,* ce qui serait l'inverse si l'assertion de d'Orbigny était vraie. Nous croyons plutôt, avec M. Bouguer, que les différences de teint que l'on observe parmi les indiens sont dues surtout à l'action du vent, du soleil; leur teint serait d'autant plus foncé qu'ils s'exposeraient plus souvent à l'action du soleil et du vent, et ce qui le prouve, c'est qu'à côté de tribus très foncées on

1. *Loc. cit.*, pages 101 et 102

rencontre, dans bien des endroits, des tribus dont la couleur est presque blanche ; les premières s'occupent de la chasse ou de la pêche, les secondes ont des occupations domestiques. « Aux environs d'Otavalo, dit Caldas, existe « un village nommé Cotacache situé au pied de la monta-« gne du même nom. Tous les indiens de ce village em-« ploient leurs journées à des occupations bien différentes « de celles de leurs voisins ; tandis que ceux-ci s'occupent « de labourer et d'ensemencer la terre et de conduire leurs « troupeaux, ceux de Cotacache fabriquent du fil, des tis-« sus et des broderies à l'abri du soleil et en repos. La « peau de ces derniers est blanche et celle des autres est « rougeâtre (1). »

Le même M. d'Orbigny crut remarquer que les organes pulmonaires des indiens des hauts plateaux du Pérou et de la Bolivie présentaient un développement plus considérable que chez les Indiens des plaines et des côtes. Cette assertion de d'Orbigny fut pleinement confirmée par Jourdannet ainsi que nous l'avons dit plus haut. D'après cet auteur, tous les diamètres du thorax des Indiens de l'Anahuac seraient plus développés que ne le comporte leur taille et cela en vue de l'adaptation au milieu raréfié dans lequel ils doivent respirer. Coindet qui, sur tant de points, combattit victorieusement Jourdannet avec des faits et des arguments d'une grande valeur, ne se mit pas en peine de mesurer des thorax d'indiens ; il se contenta de faire cette mensuration sur 250 Mexicains de race créole auxquels, comme nous

1. J. J. de Caldas, *op. cit.*, p. 125.

l'avons dit, il trouva un développement de la poitrine un peu plus grand que chez 250 Français. Mais Gayraud et Domec, quoiqu'ils n'eussent pas pris des mesures exactes sur les indiens de Quito, pensèrent, d'après les autopsies qu'ils avaient faites, que cet accroissement de la poitrine n'était qu'apparent et que les indiens ne présentaient, dans les proportions de leur thorax, aucune exagération ; tout au plus, ces deux auteurs admettent-ils que les poitrines rétrécies sont rares parmi les indiens, mais cela est dû, simplement, à ce que, d'après eux, la phthisie pulmonaire n'existe pas ou presque pas chez les indiens (1).

En ce qui concerne nos indiens, nous sommes enclin à admettre l'opinion de MM. Gayraud et Domec. D'après l'opinion émise par M. A Vargas-Vega, notre savant professeur de physiologie à la faculté de Bogotá, dans une de ses leçons, le thorax de l'indien n'est pas plus développé que celui des hommes blancs qui occupent le Plateau à côté de lui, et si l'un et l'autre parviennent à compenser la moindre quantité d'oxygène qu'ils introduisent dans leur poitrine à chaque inspiration, c'est parce qu'ils respirent plus profondément et que leurs globules sanguins, par l'effet même de la raréfaction de l'air, attirent plus activement ce fluide. Cette explication nous semble d'autant plus rationnelle que, comme M. Fonssagrives le fait très justement remarquer, l'activité de combinaison de l'oxygène augmente avec sa dilution. M. Gómez dit à ce sujet ce qui suit : « Quant à l'augmentation des diamètres du thorax

1. Gayraud et Domec. *Loc. cit.*, pages 36 et 37.

« chez nos indiens sains qui, d'après les observations de
« Jourdannet devait existcr chez les indiens du Plateau de
« l'Anahuac qui se trouvent dans des conditions topogra-
« phiques analogues à celles de nos indiens, elle n'exsiste
« pas chez ceux-ci ». Et il ajoute que les indiens tuberculeux ne parviennent à compter, après une grande inspiration
que jusqu'à 7 tandis que nous comptons facilement dans
les mêmes conditions, jusqu'à 70 (1). Malheureusement
nous n'avons pas mesuré le thorax de nos indiens et
nous croyons que personne ne l'a fait. Sur ce point
donc, comme sur tant d'autres qui concernent la physiologie de nos indiens, bien des choses restent à éclaircir.

Il en est de même en ce qui concerne le nombre des
inspirations que les indiens du Plateau exécutent à la minute. Ce nombre d'inspirations est supérieur à la moyenne
de 16 par minute ainsi qu'il arrivait pour les 250 Mexicains de Coindet ou il ne l'est pas. Nous ne saurions
que répondre à cette question ; nos investigations à ce
sujet ayant été dirigées sur des individus déjà malades,
tuberculeux, ne peuvent s'appliquer à l'homme sain. Nous
croyons cependant que cette différence, si tant est qu'elle
existe, ne doit pas être très considérable. Dans les altitudes,
en effet, ainsi que Coindet l'a démontré, le rapport ap-
proximatif de 1 à 4 entre la respiration et la circulation
persiste et ne varie pas ; or, comme chez nos indiens, le
nombre des pulsations est de 75 en moyenne il s'ensuit que
le nombre des inspirations est de 17 à peu près, c'est-à-
dire à peu de chose près le même qu'au niveau de la mer.

1. J. Gómez, *op. cit.*, p. 764.

Nous le répétons, si nos indiens parviennent à absorber
la quantité d'oxygène nécessaire, c'est en faisant de plus
profondes inspirations et en absorbant, à chacune d'elles,
une quantité plus grande d'oxygène.

Si les battements du cœur dépassent le nombre normal pendant les premiers temps du séjour dans les altitudes, tant que l'accommodation au milieu extérieur n'est
pas obtenue, cette augmentation disparaît presque totalement par la suite et on ne la trouve pas chez les individus qui sont nés et qui ont vécu au Plateau ; chez nos
indiens, par exemple, elle n'existe pas, leur cœur bat de
70 à 75 fois à la minute ce qui est un chiffre normal.

On a dit cependant que, chez tous les habitants des
altitudes, le nombre des pulsations était bien supérieur
au nombre normal et on déduisait de là l'explication de
la fréquence extrême des maladies du cœur dans ces climats. On est même allé plus loin dans cette voie et un
médecin allemand, M. Vogel (1), a cherché dans la pré-
tendue hypertrophie du cœur, que ferait naître le séjour
dans les altitudes et qui déterminerait une irrigation plus
complète du poumon, l'explication de l'influence bienfaisante du séjour dans les hauts plateaux, sur la phthisie
pulmonaire. Nous avouons qu'il nous est impossible
d'admettre une semblable explication et voici pourquoi :
Tout d'abord, comme nous venons de le dire, le nombre
des battements du cœur n'est pas supérieur chez nos
indiens à celui qui est considéré comme normal et puis,
les maladies du cœur ne sont pas plus fréquentes chez

1. Communication orale.

nous que dans n'importe quelle autre partie du monde. Ainsi donc, le *simple séjour* dans les altitudes ne peut déterminer aucune hypertrophie du cœur ; mais, si l'on ne fait pas qu'y séjourner et que l'on s'y livre à des travaux corporels pénibles, que l'on fasse de fréquentes ascensions qui entraînent une plus grande consommation d'oxygène, alors la question change et cette hypertrophie du cœur, qui n'apparaît pas lorsque l'on se contente d'observer une vie tranquille, se développe facilement. Il est facile de comprendre, en effet, d'après tout ce que nous avons dit, que si, par des inspirations plus profondes, on parvient à compenser les pertes d'oxygène résultant de la raréfaction de l'air, un excès de travail matériel quelconque exigeant une majeure consommation d'oxygène, doit déterminer, à cause des conditions du milieu extérieur, plus facilement ici que partout ailleurs, une augmentation du nombre des inspirations et par conséquent des pulsations, et ce surcroît de travail, soutenu pendant longtemps, doit aboutir forcément à une hypertrophie du cœur. Nos indiens, habitués depuis longtemps à faire de longues courses, n'éprouvent ordinairement aucune grande fatigue et ne voient pas, malgré leur marche rapide, le nombre de leurs inspirations augmenter ; ils ont appris, inconsciemment, la gymnastique respiratoire qui leur permet, tout en faisant le nombre normal de respirations à la minute, d'inspirer plus profondément que les nouveaux venus ; mais, qu'on leur fasse parcourir les páramos, ces points élevés de la Cordillère, où la température est voisine de zéro et même inférieure, et on les verra incapables de maintenir l'équilibre respi-

ratoire, parce que la consommation d'oxygène doit alors
considérablement augmenter pour suffire à la diminution
de température et au travail mécanique de la marche.
Combien de fois n'a-t-on pas vu ces malheureux, vaincus
par le froid, périr alors dans ces solitudes!...

Les fonctions de nutrition de nos indiens ne présentent
rien de bien remarquable. A ce point de vue et en ce qui
touche à l'alimentation, nous dirons que, comme la nourriture de ces individus est presque exclusivement végétale,
ils ont tous, le tube digestif sensiblement plus long que
les autres hommes; cette observation, du reste, avait déjà
été faite par MM. Gayraud et Domec pour les Quiténiens.

En ce qui concerne les fonctions de reproduction, les
indiens de Bogota présentent la particularité de n'être pas
précoces. Du reste, ils ne sont pas trop ardents; l'amour
et la jalousie, ces deux passions qui atteignent un si haut
degré chez les habitants des pays chauds, ne sont nullement fortes chez eux. Les indiennes, comme il arrive toujours pour les habitants des campagnes, n'atteignent l'âge
nubile qu'un peu plus tard que les femmes blanches des
villes; elle sont remarquables par leur grande fécondité
qui les fait devenir mères de bonne heure, leurs organes
génitaux sont parfaitement bien développés et leur poitrine, contrairement à ce qui arrive chez les indiennes des
côtes, est bien faite.

Blancs. — Les individus de cette race, qui habitent le
Plateau et forment l'élément riche de la société, sont descendants directs des Espagnols; aussi, leur race, très peu
modifiée par le climat, présente tous les caractères de la
race espagnole, que nous ne nous arrêterons pas à dé-

crirc ; nous exposerons seulement, à leur sujet, les quelques particularités qui nous intéressent pour le but que nous nous proposons.

La race blanche qui, dans l'Equateur, d'après M. Jourdannet (1), a préféré rester dans les parties basses du pays sans monter aux plateaux comme celui de Quito où ses représentants seraient relativement peu nombreux, a procédé différemment en Colombie. Combattus par les nombreuses et vaillantes tribus indiennes qui habitaient les vallées et les plaines du pays qu'ils venaient de découvrir, les conquérants espagnols, dans leurs expéditions lointaines, préféraient toujours suivre le versant des montagnes d'où ils pouvaient dominer tous les endroits voisins et, au besoin, éviter les attaques des indiens. Commandés par Quesada dans leur expédition de découverte du royaume des Chibchas, c'est pour ce motif que, dès qu'ils mirent pied à terre à *Barranca-bermeja*, sur la rive droite du Magdalena, ils prirent la chaîne d'Opon et continuèrent ainsi, vers le sud, par le sommet des montagnes jusqu'à ce qu'ils fussent arrivés au Plateau de Bogotá où ils fondèrent, le 6 août 1538, la ville de Santafé qui devait être la capitale du pays. Ainsi s'explique pourquoi toutes les villes importantes de l'intérieur du pays sont situées à des altitudes considérables et pourquoi les parties basses du pays, pourtant si fertiles et si riches, sont presque désertes.

Les Espagnols arrivés à Bogotá, leur race s'y multiplia rapidement et aujourd'hui, comme nous l'avons dit plus

1. Jourdannet. *Influence de la pression de l'air*, etc. Paris, 1876.

haut, elle forme un élément nombreux de la population de la contrée. Cette rapide multiplication est une preuve de plus de ce que l'acclimatement dans les altitudes ne présente pas, pour les Européens, toutes les difficultés que se plait à y rencontrer M. Jourdannet. En effet, la santé des Bogotains ne laisse rien à désirer ; ils sont assez robustes, toutes leurs fonctions se font normalement et ils se font remarquer par leur intelligence et par leur esprit. Il est vrai qu'ils ne sont pas très actifs au travail matériel, qu'ils se fatiguent facilement et que leur résistance à l'invasion des maladies n'est pas très grande ; mais, cela est dû, nous en sommes sûr, non à l'action du climat, mais aux mauvaises conditions hygiéniques dont ils s'entourent et spécialement à leur alimentation qui, pour être plus abondante et plus variée que celle des indiens, n'est pourtant pas satisfaisante au point de vue du pouvoir nutritif. C'est sans doute à cette cause qu'est due l'anémie qui est si fréquente à Bogotá et la preuve en est que, chez ceux qui observent un bon régime hygiénique et qui se nourrissent bien, l'anémie disparaît. Mais cette anémie n'est pas, tant s'en faut, *l'anoxhémie barométrique* de Jourdannet qui ne se manifeste par aucun des symptômes ordinaires de l'anémie et qui résiste à l'action de la médication ferrugineuse, non, l'anémie de Bogotá est une anémie vraie, engendrée par une alimentation insuffisante et se traduisant par des bruits de souffle dans les vaisseaux, par des phénomènes nerveux, etc. et cédant au régime réparateur et à la médication ferrugineuse.

Les remarques que nous avons faites sur la respiration et la circulation des indiens sont parfaitement applicables ici. Le blanc comme l'indien, une fois acclimaté apprend à respirer plus profondément et ainsi, sans augmenter sensiblement le nombre de ses inspirations et de ses pulsations, parvient à absorber la quantité d'oxygène dont il a besoin. Seulement, ce qui est déjà une habitude de race chez l'indien qui habite le Plateau depuis tant de siècles (1) ne l'est pas encore chez l'Espagnol qui ne compte que trois siècles de domination dans ce pays, et surtout chez le nouveau venu déjà acclimaté. Chez ces deux derniers, si le rythme normal de la respiration leur suffit pour la *ration d'entretien* d'oxygène, toutes les fois qu'ils se voient forcés d'en dépenser une plus grande quantité, leur respiration devient très fréquente et l'essoufflement survient promptement. Il est évident cependant que, si les Bogotains, tout en se nourrissant mieux, prenaient l'habitude de faire des ascensions plus fréquentes qu'ils ne le font à présent, ils parviendraient à apprendre la gymnastique respiratoire et à acquérir l'habitude des inspirations de plus en plus profondes.

Métis. — Ceux-ci, issus du mélange des blancs avec les indiens, sont assez nombreux à Bogotá où on les trouve, comme dans toute l'Amérique espagnole, dans toutes les classes de la société. Leurs caractères de races sont empruntés aux deux troncs dont ils procèdent. Ils sont petits, plus ou moins foncés de teint; leur taille est

1. A l'époque de la conquête, c'est-à-dire vers le milieu du xvi⁰ siècle, les Chibchas comptaient déjà, d'après leurs traditions, au moins 14 siècles d'existence. Voyez Acosta, *Historia del descubrimiento*, etc., *de la Nueva Granada*. Paris, 1848, in-8.

médiocre ; ils ont les cheveux noirs, la barbe peu abondante et tardive dans son apparition ; ils présentent la même petitesse des mains et des pieds que les indiens et comme ceux-ci, ils sont assez robustes ; mais tandis que, chez les indiens, on trouve des cas d'une grande longévité, chez eux et chez les blancs la vie n'atteint pas les limites avancées auxquelles l'homme arrive en Europe.

Nous venons d'examiner la population au point de vue des races et nous avons fait remarquer les particularités physiologiques de chacune d'elles. Examinons-la maintenant à un autre point de vue, très important aussi pour l'étude qui nous occupe, et voyons les conditions hygiéniques au milieu desquelles elle vit, le régime de vie qu'elle suit et la nature de son alimentation ; à ce point de vue, nous pouvons diviser cette population en deux grandes catégories ; les individus riches, aisés et les travailleurs et, parmi ces derniers, nous distinguerons ceux qui vivent dans les villes (ouvriers et domestiques) et ceux qui habitent la campagne (laboureurs). Nous commencerons cette étude par l'*alimentation*, insistant surtout sur ses défauts.

D'après les données de la physiologie, la *ration d'entretien* d'un individu adulte du sexe masculin, travaillant modérément, serait ainsi composée: pain, 829 grammes ; viande, 239 grammes ; graisse, 30 grammes, contenant 280 grammes de carbone et 20 grammes d'azote ; mais cette ration ne serait pas suffisante pour un fort ouvrier qui aurait besoin, pour fournir la somme de travail dont il est capable, de la ration suivante: pain 1190 grammes ; viande, 414 grammes ; graisse 93 grammes, contenant

450 grammes de carbone et 28 grammes 74 d'azote (Gautier). Or, l'alimentation des classes pauvres du Plateau, et même des classes aisées, est loin de fournir aux habitants une aussi grande quantité d'azote. En effet, la base de l'alimentation, dans toutes les classes de la société à Bogotá, est la pomme de terre dont la consommation est immense ; or, cette tige souterraine, tout en renfermant une énorme quantité de fécule, est, parmi les substances d'origine végétale, une des plus pauvres en principes azotés, comme le fait voir son analyse faite par M. Payen.

Eau.	74.00
Fécule.	20.00
Substances azotées . .	2.50
Dextrine, glucôse. . .	1.09
Matière grasse. . . .	0.11
Cellulose.	1.04
Sels	1.26
	100.00

La pomme de terre remplace chez nous, non seulement le pain dont la consommation est très limitée, mais aussi, en partie, la viande dont la consommation est loin d'atteindre les limites que nous venons d'indiquer d'après M. Gautier. Ordinairement, on mange la pomme de terre cuite dans l'eau ou dans du bouillon de viande sous la forme de potage ou bien on la coupe en tranches peu épaisses que l'on fait griller dans de la graisse de porc ; cette dernière manière de la préparer la rend plus agréable au goût, mais aussi d'une digestion plus difficile ; elle passe souvent alors presque inaltérée dans les selles.

A côté de la pomme de terre, et comme élément très important de l'alimentation de nos classes pauvres, se place le maïs, graminée dont la culture est très répandue dans tout le pays ; dans aucune partie du monde, la consommation de ce grain n'atteint autant d'importance que dans l'une des provinces de la Colombie, le département d'Antioquia. Là, il constitue la base de l'alimentation ; il y remplace la pomme de terre, et l'on y est arrivé à un haut degré de perfection dans l'art de le préparer sous milles formes différentes. Au Plateau de Bogotá, la consommation du maïs, sans être aussi importante, est cependant considérable, surtout chez les classes pauvres pour les quelles le prix de la pomme de terre est encore très élevé. On le consomme sous deux formes principales; ou bien on en fait une purée dans du bouillon maigre avec des petits pois, des fèves et des choux et on a alors la *mazamorra* qui constitue le potage du pauvre et presque son unique aliment; ou bien on le réduit en farine dont on fait des pains de forme discoïdale que l'on fait cuire sur le feu. Mais l'emploi le plus répandu du maïs est sans doute dans la fabrication de la *chicha*, cette liqueur fermentée, le vin des indiens, dont nous dirons quelques mots en parlant des boissons.

Après la pomme de terre et le maïs viennent quelques légumineuses comme les fèves, les petits pois, les pois, les haricots, les lentilles, etc. et quelques légumes herbacés comme les choux dont on cultive différentes espèces, la laitue et quelques racines, les radis, les carottes, etc. et des graminées comme le blé et l'orge. La consommation de ces végétaux est assez considérable, mais varie pour

chacun d'eux ; les plus en vogue sont les petits pois, les fèves et les choux qui entrent toujours dans la composition
de la *mazamorra* qui forme, comme nous l'avons dit, le
principal, le seul élément des repas du pauvre. Quant au
blé, il est loin d'entrer pour une part aussi considérable
qu'en Europe dans l'alimentation des habitants de Bogotá.
Les autres végétaux, que nous avons mentionnés ne se
rencontrent ordinairement que sur la table du riche.

La consommation de la viande à Bogotá est relativement très restreinte quoique son prix soit moins élevé
qu'en Europe. Les classes pauvres n'en consomment presque jamais, au moins sous la forme de viandes musculai-
res ; elles doivent se contenter, presque toujours, de
manger ce qu'on appelle les *parties blanches* de l'animal,
c'est-à-dire les divers viscères, poumons, foie, cœur, rate,
intestins, etc., et nous verrons plus loin l'importance considérable que l'absorption de telles parties présente au
point de vue de l'étiologie de la turberculose ; chez les
classes aisées, la viande est consommée en plus grande
quantité, mais elles aussi en remplacent volontiers une
partie par des aliments d'origine végétale. En dehors de
cela, les diverses préparations que l'on fait subir à la
viande lui font perdre une grande partie de ses propriétés
nutritives déjà moindres que celles de la viande que l'on
consomme en Europe.

Le régime alimentaire de notre population, et spécialement des classes pauvres de la société dont les indiens
forment le principal élément, se fait donc remarquer par
la prédominance des aliments d'origine végétale riches
en substances hydrocarbonées. Or, il est démontré qu'une

alimentation ainsi composée affaiblit l'organisme, diminue la force musculaire et conduit au lymphatisme et à l'anémie et même, d'après M. Jaccoud (1), à la scrofule et à la tuberculose. L'organisme ainsi affaibli, anémié, offre un terrain tout préparé pour recevoir les germes des maladies et pour faciliter leur propagation. C'est ce qui nous explique la facilité avec laquelle nous prenons les maladies contagieuses et la grande mortalité que les épidémies de variole, de fièvre typhoïde, etc., atteignent chez nous malgré la bénignité relative du climat.

Mais, revenons à la viande dont nous avons réservé l'étude pour la fin, attendu l'importance considérable que son origine présente pour notre sujet ; cet aliment est, avons-nous dit, consommé en quantité peu considérable dans toutes les classes de la société à Bogotá. Le bœuf est l'animal qui fournit la plus grande partie de la viande de consommation ; après vient le porc et, en dernier lieu, le mouton et la chèvre ; quant aux oiseaux de basse cour et aux poissons, leur consommation n'est pas très importante et nous n'avons rien de particulier à dire à leur sujet. Ici, nous nous occuperons exclusivement du bœuf qui nous intéresse le plus au point de vue où nous nous sommes placé. Mais avant d'entrer dans des considérations sur notre bétail, nous allons exposer sommairement ce que l'on sait sur la tuberculose animale.

La tuberculose n'est pas l'apanage exclusif de l'homme ; elle existe aussi chez plusieurs de nos animaux domes-

---

1. Cité par Aguirre, dans *La tuberculose au Chili*, travail lu dans le *Congrès pour l'étude de la tuberculose*. Voyez *Comptes-Rendus* de ce congrès, 1er fasc., page 165.

tiques parmi lesquels se trouvent le bœuf, le lapin, le porc et peut-être aussi le cheval et l'âne. La tuberculose bovine fut longtemps considérée comme une maladie différente de celle de l'homme ; mais les expériences d'inoculation de la tuberculose bovine au lapin faites par M. Villemin et celles plus importantes de Chauveau qui prouvèrent la contagion de la maladie tuberculeuse de l'homme aux animaux, le virus pénétrant chez ceux-ci par les voies naturelles, en même temps qu'elles mettaient un terme à la question tant débattue de la contagiosité de la tuberculose, démontrèrent l'identité de la maladie observée chez le bœuf et de la tuberculose humaine. La découverte des bacilles de Koch, dans les lésions tuberculeuses du bœuf, vint clore définitivement la question, donnant raison aux partisans de l'identité contre ceux de la non identité parmi lesquels se trouvait Virchow.

La transmission de la tuberculose de l'homme au bœuf étant démontrée, il fallait, comme le disait très bien M. Chauveau dans son discours d'inauguration du Congrès pour l'étude de la tuberculose, tenu à Paris en 1888, admettre la réciprocité ; et on l'a si bien compris ainsi qu'une des questions les plus importantes mises à l'ordre du jour, dans ce Congrès, fut l'étude des moyens d'éviter la transmission de la tuberculose à l'homme par l'absorption de la viande et du lait provenant d'animaux tuberculeux. Un grand nombre de travaux furent présentés sur ce sujet mais, malgré tout, l'accord ne fut pas complet sur les mesures à prendre pour éviter cette transmission. Quoi qu'il en soit, il n'en est pas moins résulté que cette transmission était réelle et qu'il fallait s'opposer, autant qué possible, à la consommation de la viande et du lait provenant des animaux tuberculeux.

Examinons maintenant ce que l'on observe, à ce point de vue, chez les bœufs abattus à Bogotá, animaux qui fournissent, ainsi que nous l'avons dit, la plus grande partie de la viandé de consommation.

Les bœufs que l'on abat au Plateau proviennent ou bien du Plateau même, c'est le bétail *sabanero ;* ou bien des terres chaudes plus ou moins distantes du Plateau ; c'est le bétail *calentano.* Le premier est le plus estimé par les consommateurs, la viande qu'il produit étant de meilleure qualité ; ce bétail, né et élevé au Plateau, dans les magnifiques prairies de la *Sabana,* arrive à l'abattoir dans des conditions d'engraissage assez bonnes. La viande qu'il produit est d'une qualité au goût et d'un pouvoir nutritif se rapprochant de ceux de la viande que l'on consomme en Europe ; la tuberculose n'est pas très fréquente chez ce bétail ; elle existe cependant mais, malheureusement, la mauvaise organisation de nos abattoirs ne permet pas de signaler la proportion dans laquelle on l'observe. Nous ne pouvons présenter à ce sujet d'autres résultats que ceux que publie dans sa thèse M. Escobar-U. lesquels sont peut-être un peu exagérés et ceux que l'on nous donne comme provenant du vétérinaire chargé de l'inspection des abattoirs de Bogotá, M. Vericel. D'après le premier de ces auteurs, la tuberculose est peu fréquente chez les bœufs originaires du Plateau, « c'est « ainsi, dit-il, que j'en ai vu seulement 4 de tuberculeux « sur 40 animaux examinés (1) ». ce qui donne une pro-

1. R. Escobar-U. *Loc. cit.,* p. 34.

portion de 10 pour 100, chiffre très élevé sans doute et bien supérieur à toutes nos prévisions. Pour M. Vericel au contraire, les bœufs du Plateau ne deviendraient jamais tuberculeux et ce seraient seulement les bœufs procédant de races étrangères ou des terres chaudes qui présenteraient les symptômes et les lésions caractéristiques de cette maladie. Le bétail originaire des terres chaudes et qui entre pour une part si considérable dans la consommation de Bogotá fournit une viande de qualité inférieure comme saveur à celle du bétail du Plateau.

Elevés dans les climats chauds, ces animaux doivent franchir, pour arriver au Plateau, de longues distances par des chemins très rudes et, pendant le voyage, ils ne trouvent qu'une nourriture insuffisante et des eaux de mauvaise qualité. Cela fait qu'ils se trouvent, à leur arrivée aux abattoirs, dans un état de fatigue et d'exténûment considérable, ayant perdu une partie de leur poids; abattus dans ces conditions, ils ne peuvent donner qu'une viande inférieure à celle du bétail originaire du Plateau; d'autre part, ils se trouvent plus fréquemment tuberculeux que les derniers et cela à tel point que, tandis que parmi les bœufs du Plateau, d'après M. Escobar-U., la proportion serait de 10 pour 100, chez les autres, on trouverait la maladie dans la proportion énorme de 40 à 50 pour 100. D'où peut provenir une différence si considérable? Il nous semble que le surmenage auquel est soumis le bétail pour faire le voyage des fermes des Llanos et de la vallée du Magdalena au Plateau, n'est pas étranger au développement de la tuberculose. Le bétail, bien nourri dans ces fermes, est conduit rapidement au Plateau sans

presque rien manger et buvant des eaux de mauvaise qualité ; le surmenage le met alors en état de contracter facilement la maladie bacillaire dont il trouve les germes partout et dont le développement doit être favorisé par les effets
que la diminution de la température doit produire sur lui.
Quoiqu'il en soit, il n'en reste pas moins acquis que la tuberculose du bœuf est au moins aussi fréquente chez nous
qu'en Europe et que l'altitude loin d'éloigner, pour le
bœuf, les risques de prendre la maladie, semble au contraire favoriser son éclosion chez les animaux originaires
des terres basses. Ce point éclairci, voyons quelle particularité présente la turberculose de notre bétail et, pour ce faire,
nous suivrons l'exposition très complète de M. Escobar-U.,
le seul travail qui, à notre connaissance, ait été publié sur
ce point important de la pathologie animale à Bogotá.

La maladie, d'après ce chercheur, ne se manifeste ordinairement par aucun symptôme pendant la vie et c'est
seulement à l'autopsie qu'on en découvre les lésions, lesquelles siégent de préférence dans la paroi de l'intestin
grêle et dans les ganglions mésentériques ; les poumons,
les ganglions bronchiques et les autres viscères étant
souvent épargnés.

Les ganglions mésentériques atteints augmenteraient
de volume, se déformeraient ; leur consistance diminue-
rait, leur teint serait brunâtre-foncé et la dégénérescence caséeuse du tissu surviendrait rapidement. Dans
le jejunum et l'iléon, la lésion serait représentée par
des petites tumeurs, d'un volume variable, depuis la
grosseur d'un grain de chanvre jusqu'à celui d'un pois ;
leur situation serait très variable, les unes étant pla-

cées près de l'insertion du mésentèi e et les autres dans le reste de la paroi intestinale. Ces petites tumeurs seraient placées directement sous la muqueuse, dans le tissu cellulaire qui la sépare de la musculeuse ; la muqueuse, à leur niveau, serait rosée pour les petites tumeurs et d'une couleur foncée, presque noire, au niveau des plus grosses. D'après M. Escobar, M. Vericel posséderait une observation dans laquelle le ramollissement et le sphacèle de la néoplasie auraient abouti à des ulcérations de la muqueuse.

La dissection des tumeurs ferait voir qu'elles affectent une forme arrondie et qu'elles sont indépendantes du tissu cellulaire qui les entoure ; à la coupe, on verrait qu'elles possèdent une enveloppe conjonctive et un contenu d'une consistance molle et d'une couleur blanche ou verdâtre dans les plus petites ; et dure et friable et d'une couleur brune ou noirâtre dans les plus grosses. L'examen bactériologique de ces tumeurs, fait avec un grossissement de 1450 diamètres, obtenu à l'aide d'un objectif à immersion de Nachet, démontre la présence des *bacilles de Koch* dans les néoplasies.

L'importance de ces recherches ne saurait être méconnue. En effet, on avait soupçonné la tuberculose dans le bétail abattu au Plateau et on s'était basé sur ce fait (1) pour expliquer la plus grande fréquence de la tuberculose et surtout de la tuberculose intestinale et ganglionnaire chez les gens pauvres qui seuls consomment les parties,

1. J. Gómez. *Loc. cit. in Rev. méd.* N° 116, pag. 730.

blanches du bétail ; mais la preuve n'en avait pas été donnée et même plusieurs médecins et vétérinaires niaient
l'existence de la tuberculose chez les bœufs, prenant pour
un entozoaire enkysté ce qui n'était que des lésions tuberculeuses. A M. Escobar-U. revient l'honneur d'avoir démontré que la tuberculose existe réellement chez les
bœufs abattus au Plateau avec un degré de fréquence
vraiment alarmant.

Pour finir avec cette question de l'alimentation, il nous
reste à parler de la qualité des eaux et de la nature des
boissons au Plateau.

Les villes qui, comme Bogotá, sont placées au pied de
la Cordillère qui entoure le Plateau, possèdent des eaux
de très bonne qualité au sujet desquelles nous n'avons
rien à dire ; celles qui, au contraire, sont situées loin des
montagnes se trouvent dans des conditions détestables
à ce point de vue. Les unes, comme il arrive au petit
village de Fontibón, sont forcées d'extraire l'eau de boisson de puits creusés dans le sol à des profondeurs considérables ; les autres sont forcées de se contenter des eaux
impures des divers cours d'eau qui parcourent le Plateau
roulant leurs ondes vaseuses et chargées de matières orga-
niques en quantité.

Le vin et la bière ne sont consommés chez nous que
dans une très petite proportion et c'est seulement sur la
table du riche que l'on voit figurer ces liquides. La boisson du peuple est la *chicha*, liqueur fermentée, extraite
du maïs et dont la préparation est on ne peut plus primitive et défectueuse. Ainsi que M. Zerda (1) l'a démontré,

1. L. Zerda. — *La chicha*, etc. *In Anales de la Intrucción pública en
Colombia*, n° 78, 1889.

les diverses fermentations auxquelles on soumet le maïs pour faire la *chicha*, y font développer non seulement diverses sortes d'alcools (éthylique, amylique, etc.), des acides gras (acétique, butyrique, etc.), mais encore une substance énormément toxique dont les réactions se rapprochent de celles des alcaloïdes ; ce serait cette substance qui, d'après M. Gómez, occasionnerait les accidents auxquels expose l'usage continuel de cette boisson, accidents que cet auteur a très-bien décrits sous le nom de *chichismo* (1). Nous ne pouvons insister sur ces phénomènes et nous renvoyons ceux qui voudraient les connaître aux deux ouvrages que nous venons de citer et dans lesquels ils sont très bien exposés ; nous dirons seulement que nos classes pauvres, soumises à une alimentation aussi insuffisante, se voient forcées d'absorber une grande quantité de ce liquide meurtrier qui concourt puissamment à leur étiolement et à préparer, chez elles, le terrain pour recevoir toutes sortes de contagions.

Après avoir fait ressortir les inconvénients de notre alimentation, il nous reste à parler des conditions hygiéniques, du régime de vie de notre population. Ici nous n'avons presque rien à dire de la classe aisée chez laquelle l'hygiène individuelle du moins est assez satisfaisante. Il n'en est pas de même si l'on considère les conditions hygiéniques des villes et des villages du Plateau, lesquelles sont loin de répondre aux principes posés par la science. L'apport des eaux de boisson (2), et la construction des

1. J. Gómez. — *El chichismo. Anales*, etc., n° 78, 1889.

2. Aujourd'hui l'on est près d'achever la construction d'un aqueduc en fer destiné à conduire et à distribuer l'eau à Bogotá ; l'état

égoûts, pour ne parler que des plus grosses questions relatives à l'hygiène publique, sont assez mal comprises à Bogotá et partout dans le Plateau ; la construction et l'aménagement des équarrissages et la disposition des voieries sont loin de présenter encore chez nous toutes les conditions de salubrité exigées par l'hygiène.

Mais, laissant de côté ces questions référentes à l'hygiène publique, voyons les conditions d'existence de notre classe pauvre. Nous avons dit que, dans cette classe, nous devions considérer d'une part, les laboureurs et de l'autre les divers ouvriers qui habitent les villes, et cette division est importante, le régime de vie étant différent entre ces deux portions de la classe pauvre.

Les individus employés aux labeurs des campagnes sont soumis à toutes les intempéries du climat. Soumis à une alimentation insuffisante, dans laquelle la viande ne figure pas ordinairement ; à peine couverts de haillons, ils sont forcés de fournir une grande quantité de travail pendant toute la journée. Leurs vêtements, qui ne les défendent pas contre les rayons du soleil, les abritent bien moins encore contre la pluie, et leurs ressources ne leur permettent pas d'en avoir de rechange, ils sont forcés de les garder sur eux. La nuit ils couchent dans de misérables cabanes, de toutes parts accessibles au vent et à la pluie et ne les protégeant nullement contre les variations, parfois énormes alors, de la température ; heureux si avec leurs misérables vêtements ils possèdent, pour se couvrir par ces froids vifs, un lamentable haillon de laine ! Du sanitaire de la ville n'aura fait que gagner énormément avec cette mesure qui s'imposait depuis longtemps.

reste, ils ne se préoccupent pas de leur misère, ils l'acceptent, et loin de tâcher d'améliorer leur condition de vie, ils l'empirent ; en effet, ils ne reconnaissent pas l'utilité des bains et parmi eux on en voit qui arrivent à l'hôpital couverts d'une couche de crasse qui les accompagne depuis leur naissance.

Dans des conditions si tristes, ces individus ne peuvent offrir qu'un terrain tout préparé pour recevoir le germe de toutes sortes de maladies contagieuses et leur résistance organique contre les affections qui peuvent leur survenir n'est, forcément, que très faible. Chez eux, la misère physiologique existe à tous les degrés et les maladies qui comme la tuberculose, élisent facilement domicile chez les débilités, font dans leurs rangs de nombreuses victimes.

Maintenant, si nous passons à l'autre catégorie, à celle qui comprend les ouvriers, domestiques, etc., vivant dans les villes, nous trouvons des conditions hygiéniques aussi mauvaises. Leurs ressources ne leur permettent pas de se payer des habitations convenables, ils sont forcés de s'entasser dans les *tiendas*, petits magasins situés dans les rez-de-chaussée des maisons prenant l'air et la lumière de la rue et n'ayant ordinairement aucune dépendance intérieure, dépourvus même de cabinets d'aisance. C'est là, dans ces boutiques étroites, que l'ouvrier travaille, là que demeure sa famille, là, dans la même chambre où l'on couche que l'on fait la cuisine sans que la fumée du foyer puisse en sortir autrement que par les fenêtres, s'il y en a, ou par la porte qui donne sur la rue ; là aussi, on cultive quelques plantes auxquelles on fait prendre l'air et le soleil, pendant le jour, mais qui sont renfermées avec leurs propriétaires, pendant la nuit. Et ce n'est pas tout, à côté des enfants, on engraisse des poules et quelquefois même des porcs! L'encombrement atteint donc ici des limites incroyables et ses effets se feraient ressentir plus fréquemment si, comme le faisait spirituellement remarquer notre maître M. Vargas-Vega, le peu d'habileté de nos menuisiers pour la construction des portes ne laissait à l'air la permission de circuler. Ainsi, si les cas d'asphyxie par défaut de renouvellement de l'air ne sont pas très fréquents à Bogotá, en échange, les effets de l'encombrement et de la respiration d'un air *ruminé* ne se font sentir que trop souvent. L'intensité des diverses épidémies qui ont sévi à Bogotá et la présence de la tuberculose pulmonaire en sont une preuve éclatante.

CHAPITRE III

DEGRÉ DE FRÉQUENCE DE LA TUBERCULOSE DANS LES CLASSES HOSPITALISÉES A BOGOTA. ÉTUDE ÉTIOLOGIQUE DE LA TUBERCULOSE ET APPLICATION DE CETTE ÉTUDE A CE QUE L'ON OBSERVE A BOGOTA.

§ 1

Nous avons dit dans notre introduction que, malgré les assertions contraires de plusieurs auteurs, la tuberculose, sous toutes ses formes, existait et était même très fréquente sur le Plateau de Bogotá. Du reste, si l'on pou-

vait conserver quelques doutes sur l'existence de la tuberculose à Bogotá, malgré ce que nous disons et malgré les
observations que nous publions à la fin de ce travail, on
serait forcé d'être convaincu en lisant la thèse de M. Escobar-U., qui ne s'est pas contenté d'étudier le tubercule
humain, à Bogotá, au point de vue anatomo-pathologique, mais qui en a fait l'étude microscopique et bactériologique, ce qui lui a permis de démontrer l'identité de
cette néoformation avec le tubercule européen ainsi que
la présence des bacilles spécifiques dans les divers produits examinés (1). Mais, s'il est facile de démontrer l'existence des diverses formes de la tuberculose dans le Plateau, il n'en est pas de même lorsqu'il s'agit de déterminer le degré de fréquence de cette maladie ni même le
chiffre pour lequel elle entre dans la mortalité générale.
En effet, la statistique médicale ne se fait point du tout à
Bogotá ; on publie, il est vrai, dans le Journal officiel du
district, la liste officielle des décès, mais cette liste, ici
plus que partout ailleurs et pour plusieurs raisons que nous
ne voulons pas examiner ici, ne présente pas les garan-
ties d'exactitude exigées par toute investigation scientifi-
que. A l'hôpital des Cliniques même, dont nous avons les
registres d'entrées et de sorties des malades pendant près
de deux ans (de 1884 à 1886), la statistique n'est pas non
plus bien satisfaisante ; ainsi, nous sommes forcé de nous
contenter, pour notre sujet, de citer la statistique d'un
seul des services de l'hôpital, celui de M. le professeur
Gómez. Cet auteur, voulant connaître le degré de fré-

1. Voyez Escobar-U. *Loc. cit.*, ch. III, p. 27 et suivantes.

quence de la tuberculose à l'hôpital, prit le soin de noter tous les cas de cette maladie examinés dans son service et dans lesquels l'autopsie venait démontrer l'exactitude du diagnostic porté pendant la vie. Les cas où la tuberculose fut diagnostiquée pendant la vie, mais dont l'autopsie ne fut pas faite, furent soigneusement éliminés par M. Gómez de sa statistique et comptés dans le nombre des malades non tuberculeux. Les résultats auxquels est arrivé ce médecin n'en sont ainsi que plus intéressants ; aussi, allons-nous les reproduire tels qu'il les a publiés dans son travail sur la *tuberculose à Bogotá* (1), ils se rapportent aux années 1884, 1885 et 1886.

	Hommes		Femmes	
	Nombre total des	Nombre des	Nombre total des	Nombre des
Années	malades	tuberculeux	malades	tuberculouses.
1884	460	21	617	17.
1885	217	11	535	25
1886	512	36	717	52
Totaux	1189	68	1869	94

M. Gómez résume ainsi les résultats que l'on peut déduire de ce tableau :

1° Le nombre des tuberculeux (hommes) est au nombre total des entrées des hommes en 1884 dans la proportion de 4, 6 pour 100 ;

En 1885 de 5,1 pour 100

En 1886 de 7 pour 100

2° Le nombre des femmes tuberculeuses est, au

1. *Loc. cit.*, page 733.

nombre des entrées des femmes malades dans la proportion de :

En 1884   2,8   pour 100
En 1885   4,7   pour 100
En 1885   7,3   pour 100

3° Pour les trois années 1884, 1885 et 1886 on peut
prendre comme moyennes les chiffres suivants :

Pour les hommes   5,6 pour 100
Pour les femmes   4,9 pour 100 ;

4° Le nombre total des tuberculeux hommes et femmes est au nombre des entrées hommes et femmes comme
5, 3 est à 100 ;

5 Enfin, ce 5, 3 pour 100 de tuberculeux, hommes
et femmes, peut être ainsi décomposé :

Pour les hommes   2,8 pour 100
Pour les femmes   2,5 pour 100.

Si l'on compare ces nombres l'on voit : 1° que, pendant
cette période de trois ans, le nombre des hommes et des
femmes reconnus tuberculeux a été en augmentation d'une
année à l'autre, résultat dû à ce que la pratique des autopsies permettait d'arriver plus facilement au diagnostic ;
2° que, pendant les deux premières années, la tuberculose se montrait plus fréquente chez les hommes tandis
que, dans la dernière, les femmes l'ont emporté sur les
hommes.

Comme le fait remarquer le Dr Gómez, ces résultats sont
ceux que l'on a obtenus à l'amphithéâtre et nullement ceux
qui se trouvent inscrits sur les registres de l'hôpital. En
effet, ainsi que nous l'avons déjà dit, ce professeur n'a
voulu consigner dans sa statistique, comme cas de tuber-

culose, que ceux dans lesquels le diagnostic a été confirmé par l'autopsie.

Il est à regretter que l'exemple donné par M. Gómez
n'ait été suivi par aucun de ses collègues de l'hôpital ;
nous aurions eu ainsi les documents nécessaires pour établir le degré de fréquence absolu de la tuberculose
chez la partie pauvre de notre population composée, presqu'en totalité, d'indiens originaires du Plateau. Cependant, malgré cette absence de documents, on peut dire
avec M. Gómez que, sur 100 malades, à l'hôpital, on en
trouve 30 qui présentent des lésions tuberculeuses variées, chiffre non méprisable et qui témoigne de la facilité avec laquelle les individus appartenant aux classes
pauvres du Plateau deviennent la proie de cette terrible
maladie (1).

§ II

Avant les admirables expériences de Villemin et de
Chauveau sur l'inoculation de la tuberculose par effraction et par les voies naturelles, et dont le résultat logique
est la découverte du *bacille de Koch*, la nature et l'étiologie de cette maladie étaient entourées d'une obscurité à
peu près complète et sa contagiosité, admise empirique-

1. Pour nous, ce chiffre, si élevé qu'il puisse paraître, nous semble encore au-dessous de la réalité : en effet; pendant que nous étions
interne à l'hôpital des Cliniques dans les services des professeurs
Coronado et Barberi, nous avons fait toutes les autopsies du service
et nous avons trouvé que, dans presque la moitié des cas, des lésions
tuberculeuses variées se présentaient, seules ou accompagnant d'autres lésions anatomo-pathologiques.

ment par les uns, était niée par un nombre considérable d'auteurs. Mais, à la suite de ces recherches, la question devait changer complétement de face. *La tuberculose cessait d'être une maladie spontanée de l'organisme apparaissant à la suite de la misère physiologique héréditaire ou acquise* (Chauveau), pour devenir une maladie spécifique, virulente et contagieuse. La confusion jetée par cette découverte dans le monde médical a été si grande que nombre d'auteurs se sont refusés à en accepter les conclusions; il leur a fallu cependant se rendre à l'évidence et aujourd'hui, comme le dit très bien M. Chauveau, dans son discours pour l'inauguration du premier congrès pour l'étude de la tuberculose, « qui oserait contester sérieusement la virulence de la tuberculose » ?

La tuberculose est donc une maladie virulente, dont la cause réside dans l'introduction et dans la multiplication, au sein de nos tissus, d'un microbe spécifique, appartenant à la famille des bacilles, le *bacillus tuberculosus* ou bacille de Koch. Mais, pour que la tuberculose se produise, il ne suffit pas que ces germes pénètrent dans l'organisme; il faut encore que celui-ci leur fournisse un terrain de culture approprié. Or, quelles sont les conditions que ce terrain doit présenter pour être apte à recevoir la tuberculose et quelles sont les causes qui peuvent mettre l'organisme en état d'opportunité tuberculeuse? C'est ce que les auteurs ont tâché de résoudre en s'appuyant sur l'observation.

Par un de ces retours communs dans les choses de la médecine, l'étude des terrains, un peu délaissée par l'école anatomo-pathologique, a, dès l'avènement de la théorie pastorienne, ou théorie des germes, dès la découverte de Koch, repris toute l'importance que lui avaient autrefois si bien reconnue certains physiologistes qui nous ont laissé, sur la constitution, le tempérament, la complexion, l'habitus et le faciès des candidats à la phthisie pulmonaire, des enseignements auxquels la science moderne trouve peu à reprendre et peu à ajouter (1).

En effet, malgré tant de découvertes importantes sur la nature de la tuberculose, la question du terrain restait tout entière. Autrefois, on considérait ces conditions de terrain comme la cause de l'éclosion de la tuberculose ; aujourd'hui, on pense que, sans ces conditions, les germes de la maladie ne peuvent pas se développer. La question donc, tout en changeant de face, est restée à l'ordre du jour et son importance n'a en rien diminué.

Nous ne pouvons pas entrer dans de longs détails sur cette question et nous exposerons seulement les conclusions qui semblent les mieux prouvées pour en faire, après, l'application à ce que nous avons observé sur la constitution des habitants de Bogotá, et qui serviront pour nous éclairer sur la fréquence de la tuberculose dans ce pays.

Le germe tuberculeux se développe plus fréquemment chez les individus nés d'une souche tuberculeuse, non qu'ils soient conçus tuberculeux, la tuberculose congénitale n'étant pas généralement admise par les auteurs, mais parce qu'ils présentent un terrain approprié au dé-

1. Landouzy. *Opportunités tuberculeuses,* etc., dans les *Comptes-rendus du Congrès pour l'étude de la tuberculose.* 1er fasc., p. 379.

veloppement des germes qu'ils prennent en dehors d'eux. Parmi ces individus, chez qui l'opportunité vient par hérédité, très peu échappent à la terrible maladie et ce sont eux qui fournissent le plus grand nombre de phthisiques.

A ce point de vue nous n'avons rien à dire, les indivis dus qui ont été le sujet de nos observations à Bogotá, appartenant tous à la classe pauvre de la société, ne fournissent ordinairement aucun renseignement sur leurs familles. Mais si, dans nos observations à l'hôpital, l'héédité ne tient aucune place, dans la clientèle de ville, on peut observer à Bogotá de nombreux cas d'hérédité de la tuberculose; on y voit des familles entières succomber à diverses manifestations de cette diathèse et là, comme en Europe et malgré l'altitude, les enfants nés de parents tuberculeux sont presque à coup sûr voués à le devenir. Le climat, en effet, à lui seul, ne semble pas, malgré ce qu'on en a dit, modifier leur organisme de manière à en diminuer l'opportunité tuberculeuse.

Mais l'opportunité tuberculeuse n'est pas toujours le fait de l'hérédité : on peut l'acquérir, soit à la suite de certaines maladies parmi lesquelles le diabète, la rougeole, la coqueluche, la fièvre typhoïde, la variole (Landouzy) figurent au premier rang; soit à la suite de la dénutrition, de la déchéance de l'organisme occasionnée par les excès de tout genre, par une alimentation insuffisante, par la respiration d'un air vicié, etc., en un mot, ce que M. Peter a très justement appelé l'inanitiation. Arrêtons-nous un peu sur ces causes prédisposantes qui présentent pour nous un intérêt capital.

Chez nous, comme partout ailleurs, la tuberculose se développe souvent à la suite de la coqueluche et de la rougeole ; les malades ne voient pas leur santé revenir complètement ; c'est parfois une diarrhée rebelle qui leur reste; parfois la toux continue et, tôt ou tard, l'examen de leur poitrine révèle les symptômes d'une phthisie confirmée. Nos deux observations marquées sous les numéros V et VI peuvent être invoquées comme preuve. La sixième, que nous devons à l'obligeance du Dr A. Garcés, nous offre un cas de granulose généralisée, se présentant avec les symptômes d'une méningite de la base, survenue après la rougeole et, quoique la marche de la maladie ne soit pas bien indiquée dans cette observation, le fait qu'elle est très complète, à tous les autres points de vue, nous a déterminé à la faire entrer dans notre travail. La cinquième, qui nous a été fournie par le Dr J.-J. Restrepo, est plus complète ; la marche de la maladie y est analysée jour par jour de sorte qu'il semble facile d'établir la filiation de la tuberculose originaire, à ce qu'il paraît, d'une attaque de rougeole qui n'avait pas été soignée. Nous exposerons plus loin, en parlant de la durée de la phthisie à Bogotá, les doutes que nous avons sur l'époque d'apparition de la maladie dans le cas de M. J.-J. Restrepo.

Le diabète étant assez fréquent à Bogotá, on peut penser que, si l'on tâchait d'établir des rapports entre cette maladie et la tuberculose, on parviendrait à voir que l'opinion émise par certains auteurs, qui prétendent que la première de ces maladies crée une prédisposition à la seconde, est exacte. Et nous pourrons dire la même chose en ce qui concerne la variole ; cette maladie, in-

connue en Amérique au temps de la conquête, y a été
introduite par les Espagnols et, depuis sa première apparition, n'a pas laissé de faire de nombreuses victimes
toutes les fois que, par une cause ou par l'autre, elle
réapparaît sous forme épidémique. La race indienne est
celle qui a payé le plus lourd tribut à ce terrible fléau et
c'est elle qui fournit le plus grand nombre de malades à
l'hôpital de varioleux de la capitale. Or, si nous voulons
nous rappeler ce que M. Landouzy dit au sujet de cette
maladie comme créatrice de l'opportunité tuberculeuse,
dans son travail sur la matière, nous verrons que la
fréquence de la variole au Plateau, et surtout chez les
classes pauvres de la société, doit nous expliquer, en
partie du moins, la fréquence extrême que la tuberculose atteint chez nous parmi ces individus. Citons textuellement M. Landouzy : « Sur plus de trois cents mala-
« des, porteurs de cicatrices de variole (non vaccinés,
« vaccinés ou non revaccinés), examinés et interrogés par
« nous, le plus grand nombre appartenant naturellement
« à la classe hospitalisée, nous n'avons trouvé que onze
« variolés, c'est-à-dire 3 pour 100, qui ne fussent pas
« atteints et convaincus de tuberculose quelconque et
« sous une forme quelconque (1) ». Ces résultats ont de
quoi nous effrayer ; en effet, si, de trois cents individus
échappés à la mort quoiqu'ayant eu la variole, onze seulement, échappent à la tuberculose, combien de cas de
cette maladie doivent survenir chez nos indiens et chez
nos ouvriers qui fournissent un si grand nombre

______

1. Voyez *Comptes-rendus du congrès*, etc., 1er fasc., pag. 388.

de victimes à la variole ! Et si ces onze individus ont échappé à la tuberculose, cela a été dû à ce qu'ils avaient les moyens de se soumettre à un bon régime hygiénique. Chez nous où, comme nous l'avons vu, les conditions de vie de notre population pauvre sont déplorables, les victimes que la tuberculose fait chez les variolés doivent être encore plus nombreuses qu'en Europe.

Si nous passons maintenant à un autre ordre de causes, celles qui agissent sur l'économie en déterminant un affaiblissement considérable, une déchéance des forces de l'organisme, nous voyons qu'au Plateau de Bogotá, comme partout et peut-être encore plus fréquemment que partout ailleurs, ces causes existent et agissent sur l'homme, le prédisposant à acquérir la tuberculose. En effet, d'après ce que nous avons dit dans le chapitre afférent aux conditions hygiéniques de notre population en général, l'alimentation de notre classe pauvre est toujours défectueuse et son régime de vie laisse énormément à désirer au point de vue de l'hygiène ; dans la classe aisée, l'observation des règles les plus élémentaires de l'hygiène, pour être moins délaissée, n'est pas non plus tout à fait satisfaisante ; chez elle, comme dans la classe pauvre, l'alimentation, quoiqu'un peu plus variée, est encore insuffisante pour cette cause qu'elle est presque totalement composée d'aliments d'origine végétale. Or, comme le dit très bien M. Peter, « la déviation de la nutrition
« et la tuberculisation consécutives peuvent survenir par
« alimentation insuffisante ou *inanitiation* et cette inani-
« tiation peut se faire soit par les voies digestives, soit

Respetro   7

« par les voies aériennes » (1), ou venir à la suite de grossesses répétées, de maladies diathésiques, etc.

Dans la classe ouvrière de notre société, toutes ces causes d'inanitiation existent et, à l'alimentation insuffisante viennent s'ajouter la respiration d'un air confiné et tant d'autres causes de débilitation que nous avons déjà exposées en détail ; aussi, n'y a-t-il pas lieu de nous surprendre si la tuberculose y fait de plus nombreuses victimes que dans la classe aisée.

Mais, pour que la tuberculose se développe, il ne suffit pas de la prédisposition ; il faut encore que le germe de la maladie, le bacille pathogène trouve le moyen de s'introduire dans l'économie. En d'autres termes, on peut être *tuberculisable*, sans pour cela devenir tuberculeux, si l'on se maintient éloigné de la contagion ; mais, que l'on se place près du germe pathogène, et la maladie se développera certainement. C'est ce qui arrive à Bogotá où une grande partie de la population ouvrière et même de la classe riche se trouve, par l'effet de l'inanitiation, en état d'opportunité tuberculeuse ; la tuberculose s'y développe facilement et fait un grand nombre de victimes.

Le germe pathogène de la tuberculose peut pénétrer dans l'économie par effraction, comme dans les cas d'inoculation aux animaux, ou par les voies naturelles, parmi lesquelles la voie digestive en premier lieu et la voie respiratoire sont les plus facilement ouvertes aux agents extérieurs. L'inoculation des produits tuberculeux ne nous intéresse pas au point de vue où nous nous sommes

1. Peter. *Clin. méd.*, t. II, page 15.

placé ; mais il en est tout autrement pour les voies digestive et respiratoire ; aussi, nous allons nous arrêter un
instant sur ces deux points.

On pensait autrefois que les maladies contagieuses ne
pouvaient pas pénétrer dans l'organisme par les voies
digestives, l'action de divers sucs digestifs détruisant l'activité des virus. Cette croyance devait tomber à la suite
des expériences de Courtivon et de Vicq d'Azir qui démontrèrent la transmission du typhus par les voies digestives ; plus tard, les expériences de Renault et de Chauveau prouvaient la transmission de la morve et du charbon
par les mêmes voies ainsi que la transmission de la vac-
cine (Chauveau) et devaient faire admettre qu'aucune des
maladies reconnues virulentes ne faisait exception à la
règle. C'est ainsi que la contagion de la tuberculose par
cette voie, à la suite de l'absorption de viande ou de lait
d'animaux tuberculeux, a été pleinement démontrée par
MM. Chauveau, Verloch, Klebs, Toussaint, etc. Du reste,
les expériences très concluantes de MM. Strauss et Wurtz,
dont ces auteurs ont présenté les résultats au Congrès
pour l'étude de la tuberculose (1) démontraient « *que les
bacilles sporulés de la tuberculose résistent à l'action du su
gastrique du chien, pendant 6 heures, à la température de
38°, sans perdre, d'une façon appréciable, de leur virulence* ».

Mais si les sucs digestifs n'ont point d'action sur le
bacille de la tuberculose, s'ils ne lui enlèvent pas sa vitalité, en est-il de même de la chaleur ? En d'autres termes,

1. *Comptes-rendus*, 1ᵉʳ fasc., pag. 330.

en admettant que le lait et la viande provenant d'animaux tuberculeux puissent transmettre la maladie par les voies digestives toutes les fois qu'on les absorbe à l'état cru, la coction à laquelle on soumet surtout la première sera-t-elle suffisante pour en détruire le pouvoir virulent? Oui évidemment, si l'action de la chaleur s'est prolongée pendant un temps suffisant pour que la température s'élève, à l'intérieur de la masse soumise à la coction, à plus de 70°, et que cette température se prolonge au moins pendant une demi-heure.

C'est au moins ce qu'on peut conclure des expériences de Chauveau et d'Arloing qui ont démontré que, si une température de 70° maintenue pendant une demi-heure ne suffisait pas toujours pour détruire l'activité du virus tuberculeux, une température de 100°, dans le même temps, stérilisait à coup sûr les produits tuberculeux. Si le lait est cuit, si la viande provenant des animaux tuberculeux est soumise à une véritable coction suffisamment prolongée, la transmission de la tuberculose, par ces produits, n'est pas à craindre ; mais si le lait est absorbé à l'état cru et si la viande n'a pas été soumise à la coction pendant un temps assez long pour que la température, à l'intérieur de la masse, soit supérieure à 70°, les risques de contagion par absorption persistent. Or, la coction, à laquelle on soumet la viande ordinairement, est loin d'atteindre le degré voulu, d'où, étant donnée la fréquence de la tuberculose dans l'espèce bovine qui fournit la majeure partie de la viande de consommation, la fréquence aussi de la contagion par la voie digestive est bien supérieure, à ce point de vue, à la contagion par la voie respiratoire ainsi que M. Butel (de Meaux) l'a démontré (1).

La tuberculose, avons-nous dit, est très fréquente dans le bétail que l'on abat à Bogota puisque, sur 100 bœufs et vaches originaires des vallées et des plaines plus ou moins éloignées du Plateau, on en a trouvé à peu près la moitié qui présentaient des lésions tuberculeuses et, sur un nombre égal d'animaux originaires du Plateau même, la proportion était de 10 0/0 (Escobar-U.). Nous avons insisté aussi sur la localisation ordinaire de la tuberculose chez les animaux abattus à Bogota et nous avons fait observer, d'après M. Escobar-U., que la lésion siégait ordinairement dans l'intestin grêle et les ganglions mésentériques ainsi que dans les viscères. Or, les classes pauvres de notre société, les laboureurs et les ouvriers, sont les seules qui consomment ces organes et ils les prennent, le plus ordinairement, à peu près crus ou au moins très légèrement cuits. Il n'est donc pas étonnant que ces individus, que les privations de tout genre ont mis en état d'opportunité tuberculeuse, prennent facilement les germes de cette maladie qu'ils trouvent en quantité dans la misérable ration de viande que leurs ressources limitées leur permettent de consommer. Ce fait, sur lequel M. Gómez avait déjà appelé l'attention dans son travail et sur lequel M. Escobar-U. est revenu aussi, nous semble avoir une importance capitale. Il nous explique, avec les autres causes que nous avons déjà invoquées, la fréquence de la tuberculose chez nos classes pauvres qui fournissent, pour 100 morts, 30 cas de tuber-

1. *Comptes-rendus du congrès*, 1ᵉʳ fasc., pag. 290.

culose confirmée ; nous voyons aussi dans ce fait l'explication de la grande fréquence de la tuberculose ganglionnaire mésentérique, qui, nous le verrons plus loin, est presque constante chez les tuberculeux du Plateau ; nous insisterons plus loin sur ce point.

L'appareil respiratoire, comme voie d'introduction du bacille tuberculeux, joue le même rôle que l'appareil digestif. Et, quoique l'air expiré par les individus phthisiques semble, d'après les expériences de Charrin et de Karth, n'avoir aucune virulence et être dépourvu de bacilles, il n'en est pas de même pour les crachats qui en contiennent une grande quantité et qui, en se desséchant et en se répandant dans l'atmosphère sous la forme de poussière peuvent pénétrer, avec l'air inspiré, dans l'arbre respiratoire et être ainsi les véhicules de la contagion ; c'est ce qui nous explique les dangers qui résultent, pour l'individu en état de réceptivité tuberculeuse, de la cohabitation avec des malades. A Bogotá, ce fait s'observe fréquemment et nous pourrions citer des cas dans lesquels des individus, parfaitement exempts de la tuberculose, ont pris cette maladie après avoir habité en compagnie de sujets phthisiques.

CHAPITRE IV

ÉTUDE ANATOMO-PATHOLOGIQUE ET CLINIQUE DE LA TUBERCULOSE PULMONAIRE A BOGOTA. — PARALLÈLE ENTRE LA PHTHISIE DU PLATEAU ET LA PHTHISIE EUROPÉENNE.

Il n'est pas dans notre intention de faire ici une étude complète sur toutes les formes de tuberculose qu'on peut

observer au Plateau de Bogotà,ce qui exigerait un travail
d'une plus longue haleine que le nôtre et ne présenterait
pas, croyons-nous, un grand intérêt. En effet, toutes les
manifestations de la tuberculose étant assez fréquentes à
Bogota, il n'est pas étrange qu'on y puisse observer toutes
les localisations de la diathèse depuis les tuberculoses
localisées, lupus tuberculeux, abcès froids, tuberculose
osseuse jusqu'à la granulée généralisée ; mais ces différentes formes de la diathèse tuberculeuse ne présentent
pas de différences avec les mèmes formes observées dans
n'importe quel autre climat et, entrer dans leur description ne serait que répéter ce qu'on a si bien décrit depuis
nombre d'années. Nous ne voulons considérer, dans ce
qui va suivre, que certaines formes de la tuberculose qui
présentent réellement quelque intérêt au point de vue anatomo-pathologique et clinique ; ce sont les formes de tuberculose où les lésions prédominent aux poumons, soit
que ces lésions se soient développées primitivement dans
ces organes, soit qu'elles n'y aient apparu que secondairement et consécutivement à des lésions tuberculeuses
développées dans d'autres organes. Dans tous les cas,
primitives ou consécutives, ces lésions tuberculeuses pulmonaires constituent l'entité clinique décrite sous le nom
de *phthisie pulmonaire* qui seule, ainsi que nous l'avons
dit, présente quelques particularités dignes d'être remarquées et sur lesquelles nous voulons appeler l'attention ;
ces particularités se rapportent à l'anatomie pathologique
et à la marche clinique de la maladie.

Anatomie pathologique. — Au point de vue anatomo-
pathologique, la tuberculose pulmonaire du Plateau de

Bogotá ne diffère pas essentiellement de la tuberculose pulmonaire européenne ; ce sont toujours les mêmes lésions apparaissant de la même manière et subissant des évolutions semblables. La répartition des lésions tuberculeuses dans les poumons, le volume des masses tuberculeuses qui s'y forment et la tendance générale que ces lésions présentent à la dégénérescence graisseuse sont les points caractéristiques de la tuberculose pulmonaire à Bogotá, telle qu'on l'observe chez les individus morts à l'hôpital. Examinons ce qu'on observe tous les jours dans les autopsies faites à l'hôpital.

Les individus morts de tuberculose pulmonaire arrivent à l'amphithéâtre dans un état d'amaigrissement extrême. Leurs membres sont décharnés, leur ventre déprimé, leur thorax globuleux, étroit, présentant des espaces intercostaux très marqués par suite de l'atrophie des muscles intercostaux. Tous appartiennent aux classes pauvres de la société et l'on y voit des blancs, des nègres, des indiens et des mulâtres ; chez les blancs et les mulâtres la teinte de la peau est plus foncée qu'à l'ordinaire, ce qui est dû au dépôt de pigment dans le derme.

A l'ouverture du thorax, on trouve les poumons petits, pâles, exsangües, présentant des petites taches pigmentaires dans les points correspondants à la jonction des lobules pulmonaires les uns avec les autres ; ils adhèrent ordinairement à la cavité pleurale par des brides fibreuses, résistantes dont le point de départ sur le poumon, ainsi que nous le verrons plus loin, est ordinairement une masse tuberculeuse superficielle.

Les adhérences pleurales détachées et le poumon retiré
de la cavité, on voit qu'il ne s'affaisse pas complètement
sur la table. Le comprimant entre les mains, on sent qu'il
y a des parties plus dures que les autres et que la crépitation du tissu est presque nulle. Ces parties plus dures,
examinées de près, sont formées par des masses tuberculeuses de volume variable, depuis la grosseur d'un
petit pois jusqu'à celle d'un œuf de pigeon, jaunâtres,
dures, en état de dégénérescence graisseuse ; à la coupe
de ces masses, on les trouve entourées de tissu pulmonaire sain, à peine congestionné ; elles sont sphériques,
dures à la surface et plus ou moins ramollies vers le centre.

Ainsi constituées, ces masses sont très irrégulièrement
disséminées dans le poumon. Parfois on n'en trouve qu'une
située indifféremment sur le sommet de l'organe ou dans
le lobe moyen ou inférieur ; d'autres fois il y en a plusieurs et quelquefois si nombreuses qu'elles envahissent la
presque totalité de l'organe. Quelques-unes d'entre elles
sont situées profondément dans l'épaisseur du tissu pulmonaire ; d'autres, et plus fréquemment que ne le pense
M. Gómez, sont superficielles. Dans ce dernier cas, la
plèvre viscérale qui les recouvre s'irrite et son inflammation se traduit par la formation d'adhérences qui réuni-
ront le point affecté à la partie la plus voisine de la
plèvre pariétale ou médiastine.

La formation de ces grosses masses obéit aux lois générales d'évolution des lésions tuberculeuses pulmonaires ; elles sont formées par la réunion de nombreuses
granulations grises qui se sont soudées ensemble et ont

ensuite subi très rapidement la dégénérescence graisseuse.
Une fois dans cet état, elles ne présentent aucune tendance à s'accroître, le tissu pulmonaire qui les entoure
restant sain et comme indifférent à la présence de ces
corps devenus étrangers ; mais, si elles ne s'accroissent
pas, elles n'ont, non plus, aucune tendance à disparaître.
Parfois, leur centre se ramollit et ce ramollissement qui,
dans des cas très rares, envahit toute la masse peut
arriver à une véritable liquéfaction ; une communication
bronchique s'établit alors ; les produits ramollis sont ex-
pulsés au dehors et une caverne pulmonaire apparaît ;
mais cette caverne, de même que la masse tuberculeuse
dont elle dérive, ne s'accroît pas et ne présente aucune
tendance à la guérison ; la pneumonie interstitielle qui se
développe tout autour de la perte de substance et qui fi-
nit par l'enkyster, vu le bourgeonnement des parois de la
caverne, n'a pas été observée à Bogota, que nous sachions.
La caverne persiste ; ses parois sont irrégulières et sa
cavité renferme une certaine quantité de liquide spumeux, mais qui n'a pas l'aspect purulent.

En dehors de ces masses tuberculeuses, le tissu pulmonaire, présente des granulations tuberculeuses à
divers degrés d'évolution, répandues très irrégulièrement dans toute l'étendue de l'organe et n'ayant aucune
sorte de prédilection pour le sommet. Leur présence dans
cette partie de l'organe n'est pas rare, mais les cas où
elles occupent les parties moyenne ou inférieure ne le
sont pas non plus, et bien des fois on trouve un poumon
envahi par les productions tuberculeuses dans toute son
étendue, excepté au sommet. Ce fait, sur lequel M. Gö-

mez, dans son travail tant de fois cité, a été le premier
à appeler l'attention, présente une grande importance
pour le diagnostic. En effet, dans la tuberculose pulmonaire européenne, la règle est que les lésions se développent de haut en bas et que ce soit dans le sommet que
les phénomènes précoces se produisent. Chez nous, il
n'en est pas toujours ainsi, et les cas où la tuberculose
envahit d'abord les parties moyenne et inférieure du
poumon sont presque aussi fréquents que ceux dans lesquels le sommet est le premier envahi.

Le sommet du poumon, dans les parties non envahies
par les lésions tuberculeuses et même quand il en est
exempt, présente, dans la grande majorité des cas, de
l'emphysème vésiculaire qui donne à la surface de l'organe une couleur pâle et qui fait disparaître, la crépitation que l'on obtient normalement lorsque l'on comprime
entre les doigts un morceau de poumon sain. Parfois
aussi, l'emphysème occupe tout le bord antérieur de l'organe et même les portions du tissu pulmonaire qui séparent les masses tuberculeuses disséminées vers la partie
moyenne de l'organe. La présence de cet emphysème
dans la tuberculose pulmonaire du Plateau de Bogotá
peut être considérée comme constante et comme le résultat des conditions particulières dans lesquelles se trouvent
les poumons des individus affectés.

En effet si, chez les individus sains habitant le Plateau,
l'activité fonctionnelle du poumon doit être considérablement augmentée pour contrecarrer la grande raréfaction
de l'air, chez ceux dont une certaine partie de l'organe a
été rendue inutile par l'invasion des lésions tuberculeu-

ses, les parties restées saines doivent faire un plus grand travail pour arriver à fournir à l'économie la quantité d'oxygène nécessaire à la vie et l'emphysème se produit par le même mécanisme que l'*emphysème compensateur, vicariant* ou *ex-vacuo* qu'on observe autour des points atélectasiés dans la broncho-pneumonie. C'est cette cause qui nous paraît le mieux expliquer la formation de cet emphysème, à laquelle formation contribuent sans doute, et des lésions de nutrition qui, comme l'a fait remarquer Villemin, peuvent être la cause de certains emphysèmes, et la difficulté de l'expiration produite par la compression que les ganglions bronchiques, gros dans la plupart des cas de tuberculose pulmonaire observés au Plateau, exercent sur les gros tuyaux bronchiques.

En faisant la coupe de ces poumons, on trouve des granulations tuberculeuses, *nodules péri-bronchiques* de Charcot, qui ont déjà dépassé l'état embryonnaire et commencent à subir la dégénérescence graisseuse, en plus ou moins grand nombre. Parfois, on tombe sur des parties complètement saines dépourvues de tubercules. On obtient alors une surface peu colorée, ne laissant échapper par la compression qui, du reste, donne lieu à une crépitation très faible, qu'une petite quantité de liquide spumeux et de sang, et presque jamais des sécrétions muqueuses ou purulentes qui attesteraient d'un travail inflammatoire dans les bronches grosses ou petites. Si l'on essaye de déchirer ces poumons on y arrive facilement, le tissu pulmonaire ne présentant pas une résistance considérable et étant au contraire, très fragile.

Les bronches et la trachée ne présentent ordinairement

aucune altération bien remarquable ; quelquefois, on trouve les lésions de la bronchite chronique et alors, la membrane muqueuse bronchique est boursouflée, sombre en couleur et tapissée de sécrétions muqueuses ou muco-purulentes ; mais, dans la plupart des cas, on n'y trouve rien, en sorte qu'il semble que le développement des tubercules dans le tissu pulmonaire ne produit aucune réaction du côté des tuyaux bronchiques. Quant au larynx, les lésions tuberculeuses secondaires y sont rarement observées à Bogotá et, tout au plus, y voit-on les traces de ces laryngites soi-disant catarrhales des tuberculeux que M. Dieulafoy (1) considère comme de nature tuberculeuse.

En dehors de la dégénérescence graisseuse que nous avons déjà signalée dans les grosses masses tuberculeuses et dans les granulations tuberculeuses du poumon, et de la transformation crétacée qui a été observée très rarement, les lésions tuberculeuses pulmonaires des individus qui nous occupent ne présentent aucune tendance vers d'autres évolutions comme la dégénérescence fibreuse; la liquéfaction des masses caséifiées même est rare, ainsi que nous l'avons vu, en sorte que ces lésions tuberculeuses paraissent ne produire aucune réaction du côté de l'économie atteinte qui se trouve impuissante à réagir contre la lésion qui l'envahit.

Les ganglions bronchiques sont rapidement atteints et, comme il arrive toujours pour les tuberculoses des ganglions lymphatiques, ces organes sont promptement en

1. Leçon clinique à l'hôpital Necker, le 19 novembre 1889.

état de dégénérescence caséeuse. Ils sont gros, noirâtres, flasques ou plus ou moins ramollis, se présentant sous la forme de grosses masses entourant la bronche primitive dans le voisinage du hile du poumon ; en retirant celui-ci de sa cavité, on les sent lorsque l'on porte la main sur le hile ; en les incisant, on voit que leur tissu est envahi dans toute son étendue et que leur centre est plus ou moins ramolli. Ce fait de l'infection des ganglions bronchiques est très fréquent ; nous n'en avons presque jamais observé l'absence dans les nombreuses autopsies de tuberculeux que nous avons faites à Bogotá et il est à rapprocher, croyons-nous, de cet autre fait de l'invasion, presque constante aussi, ainsi qu'il résulte de nos observations, des ganglions mésentériques. Nous reviendrons sur ce point plus loin, lorsque nous parlerons des lésions tuberculeuses que présentent les organes abdominaux dans les cas de tuberculose pulmonaire.

Dans la plupart des cas, ainsi que nous l'avons fait remarquer plus haut, il existe des adhérences pleurales, qui relient le poumon aux parois thoraciques et rendent difficile l'extraction de ces organes. Ces fausses membranes sont fréquemment le siège de granulations tuberculeuses plus ou moins graves, et parfois, elles subissent la dégénérescence vitrée et même mucoïde, ainsi qu'il apparaît dans une des observations publiées par M. Gómez (1). Mais ce n'est pas tout ce que l'on peut observer dans les plèvres dans les cas de tuberculose pulmonaire. Les granulations tuberculeuses se développent, non pas

1. Voy. *Revista médica*, n° 120, p. 913.

seulement sur les néo-membranes, mais aussi sur la plèvre pariétale. Elles sont alors de volume variable, mais ordinairement petites, plus ou moins nombreuses, et jaunâtres, ayant déjà subi un commencement de dégénérescence graisseuse. Elles sont irrégulièrement distribuées sur toute la surface de la plèvre pariétale et médiastine, mais elles ont une sorte de prédilection pour la partie supérieure et postérieure de la plèvre pariétale. Ainsi que les lésions tuberculeuses du poumon, ces granulations se sont développées sans bruit, sans déterminer aucune réaction du côté de la plèvre et elles sont entourées de tissus qui ne présentent pas trace d'un travail fluxionnaire quelconque.

Mais souvent aussi les séreuses pleurales sont épargnées et avec des poumons plus ou moins envahis par les formations tuberculeuses, on peut trouver une cavité pleurale tout à fait dépourvue de granulations, ainsi qu'il résulte de quelques-unes de nos observations.

Dans la généralité des cas, soit que les plèvres présentent des granulations tuberculeuses, soit qu'elles n'en offrent aucune, on trouve dans les cavités pleurales un épanchement citrin, séreux, transparent, trop peu abondant cependant pour offrir une grande importance. Mais parfois le travail exsudatif ne s'arrête pas ici et cet épanchement séreux est remplacé par un épanchement franchement purulent. Ce fait, formellement nié par M. Gomez (1) n'a pas lieu de nous étonner aujourd'hui que l'on connaît les rapports qui existent entre certaines

1. Voy. *Revista medica*, n° 107, p. 282.

pleurésies et les productions tuberculeuses. Du reste, notre observation IX en présente un exemple très net.

Les lésions tuberculeuses dans le péricarde ne sont pas excessivement rares ; ici, elles se présentent, soit sous la forme de petites granulations, soit sous celle de gros tubercules de la grosseur d'un petit pois, aplatis, plus ou moins nombreux, et situés, soit sur le feuillet viscéral, soit sur le feuillet pariétal, ou sur les deux en même temps. Leur présence détermine un certain degré d'inflammation qui aboutit à la formation de fausses membranes qui entourent les produits tuberculeux et qui déterminent l'épaississement de la séreuse. Nous nous rappelons à ce sujet avoir assisté à l'autopsie d'un tuberculeux mort à l'hôpital de Bogotá dans le service de M. Coronado. Cet individu présentait, avec des lésions tuberculeuses très étendues des poumons, des plèvres et des ganglions bronchiques, une tuberculose péricardique extrêmement remarquable au point de vue du nombre et de la grosseur des tubercules. Le péricarde viscéral était tapissé de masses tuberculeuses plates, circulaires, jaunes, d'un diamètre de près d'un centimètre et si près les unes des autres qu'elles cachaient tout à fait la surface des ventricules et les sillons interventriculaire et auriculo-ventriculaire. Elles avaient déterminé l'hypertrophie du feuillet qui présentait une épaisseur de plus d'un demi-centimètre ; le feuillet pariétal était aussi envahi par des masses semblables et son épaisseur atteignait un centimètre ; il n'y avait pas d'épanchement, mais les deux feuillets présentaient un certain degré d'adhérence entre eux. La péricardite simple avec épanchement séreux se retrouve quelquefois, ainsi qu'il résulte de nos observations II et IV, mais nous croyons qu'elle n'est pas le résultat de la tuberculose pulmonaire et qu'on doit la considérer comme un phénomène concomitant. Le cœur est ordinairement petit, d'une teinte feuille morte. L'hypertrophie de cet organe que l'on serait tenté de considérer comme plus fréquente, *a priori*, puisqu'il s'agit de sujets vivant à une grande altitude et dont le cœur travaille beaucoup, n'est rien moins que fréquente ; on la remarque parfois cependant, et notre observation IX en est un exemple. Nous n'avons trouvé non plus aucun rétrécissement de l'orifice pulmonaire et la seule chose que nous ayons remarquée, c'est la couleur, ordinairement plus vive, de l'endocarde ventriculaire droit, preuve d'un certain travail de fluxion du côté de cet endothélium.

Dans tous les cas de phthisie chronique, le tube digestif présente des lésions qui ne diffèrent pas sensiblement de celles que l'on est habitué à rencontrer dans la tuberculose européenne. Ces lésions siégent de préférence dans la dernière partie de l'iléon et dans le gros intestin. On y trouve des ulcérations, longitudinales lorsquelles siégent sur les plaques de Peyer, et transversales lorsqu'elles se développent le long des vaisseaux, taillées à pic sur la muqueuse à bords réguliers et à fond présentant des saillies mamelonnées et des dépressions. Dans le gros intestin, les ulcérations sont plus petites, irrégulièrement disséminées et n'intéressant ordinairement que la tunique muqueuse de l'intestin ; elles y sont moins fréquentes que dans l'intestin grêle. Dans les points non affectés, la muqueuse intestinale présente une coloration un peu foncée et l'on y voit de petites taches ecchymotiques irrégulièrement disséminées. Il n'est pas rare de trouver le calibre de l'intestin grêle très réduit. Lorsqu'elles ne sont pas ulcérées, les dernières plaques de Peyer, celles qui sont situées à proximité du cœcum se trouvent infiltrées, faisant saillie sur la muqueuse qui les entoure, et présentant parfois une surface vésiculeuse rappelant l'aspect de l'herpès. Les plaques ainsi infiltrées, sont destinées à s'ulcérer. Sur la langue, les lésions tuberculeuses apparaissent, d'après M. Gómez, sous la forme de plaques jaunes, isolées, siégeant dans l'épaisseur de l'épiderme, sur la face dorsale, les bords et la pointe de l'organe ; il en serait de même pour les amygdales et les piliers du voile du palais. Nous avouons n'avoir jamais rencontré dans nos autopsies de pareilles lésions. D'après le même auteur, et nous l'avons observé aussi, la muqueuse stomacale est diminuée d'épaisseur, ramollie, et présente des arborisations vasculaires et des taches ecchymotiques rares dans son épaisseur.

Dans la grande majorité des cas de tuberculose pulmonaire observés à Bogotá, les ganglions mésentériques se trouvent infectés et sont le siége de la dégénérescence tuberculeuse, et cela s'observe non seulement lorsque les lésions tuberculeuses de l'intestin sont déjà arrivées à la période d'ulcération, mais lorsque ces lésions consistent seulement dans l'infiltration des plaques de Peyer dont nous avons parlé plus haut. Les ganglions mésentériques sont ordinairement augmentés de volume à tel point qu'ils atteignent parfois la grosseur d'un œuf de poule ou même de dindon ; ils sont durs et d'une couleur violacée. Ils sont, ou isolés les uns des autres, ou soudés ensemble par le tissu conjonctif qui les entoure et qui se trouve en état de prolifération active et, dans ce dernier cas, ils forment, par leur réunion, des masses d'un volume considérable que l'on peut assez bien délimiter à travers les parois abdominales pendant la vie. A la coupe, ces ganglions se présentent formés d'une substance unie, jaunâtre, pâle, à peine ramollie vers le centre de l'organe et que l'on peut énucléer assez facilement. Le ramollissement total et la suppuration de ces ganglions n'ont jamais été observés par M. Gómez et nous ne les avons pas retrouvés non plus dans les autopsies que nous avons faites. Dans des cas plus rares, les ganglions mésentériques sont plus petits, presque de volume normal ; mais, même alors, ils présentent les lésions de la dégénérescence graisseuse et leur aspect, à la coupe, est tout à fait comparable à celui des ganglions plus gros.

Ce fait de l'altération des ganglions mésentériques dans la grande majorité et peut-être dans tous les cas de tuberculose pulmonaire observés au Plateau de Bogotá, nous paraît important et digne d'être rapproché de ce que nous avons exposé plus haut au sujet de l'alimentation des classes pauvres de la société, en partie composée, avons-nous dit, des viandes et des viscères provenant d'animaux tuberculeux, présentant des lésions tuberculeuses évidentes et ayant été soumises, la plupart du temps, à une coction très imparfaite qui n'a pas suffi à tuer les bacilles et à détruire leurs propriétés virulentes. Ainsi, nous pensons que, dans bien des cas, c'est par la voie digestive que l'on contracte la tuberculose à Bogota et cela, malgré l'opinion d'un très grand nombre d'auteurs qui considèrent cette porte d'entrée pour les bacilles comme exceptionnelle (1), et qui pensent que c'est plutôt par la voie pulmonaire que la contagion se produit. L'état de nutrition languissante, dans lequel se trouvent les individus dont nous parlons par l'effet de leur très mauvaise alimentation, détermine une prédisposition très marquée à la contagion de la tuberculose qui, trouvant un terrain tout préparé, se développe et progresse, envahissant secondairement d'autres organes tels que les poumons. Seulement comme les lésions tuberculeuses de l'intestin et des ganglions mésentériques se trouvent ordinairement dans un état de dégénérescence aussi avancé que celui des lésions pulmonaires, en sorte qu'on ne peut pas déterminer laquelle des deux infections intestinale ou pulmonaire, a été la première à apparaître, on pourrait nous faire l'objection que l'infection intestinale est secondaire et que la maladie s'est développée d'abord dans le poumon. Mais alors nous répondrions que tous les produits *tuberculeux subissant promptement chez les malades dont nous parlons la dégénérescence graisseuse, il devient impossible, par l'examen seul des lésions, de déterminer leur âge et leur ordre de développement ; et que, si dans presque tous les cas de tuberculose pulmonaire, les ganglions mésentériques sont affectés, il y a aussi des cas où les tubercules n'existent pas au poumon et qu'ils siégent seulement dans l'intestin et les ganglions mésentériques, donnant ainsi la preuve

1. Voyez *Semaine médicale*, 9ᵐᵉ année, n° 45. *Épidémie de phthisie pulmonaire*, Dʳ A. B. Marfan, pages 399 et 400.

de l'infection primitive de ces organes. Du reste, la clinique nous fournira encore des preuves à l'appui de notre assertion et nous verrons, dans la symptomatologie, que, dans plusieurs cas, une diarrhée tenace précède les manifestations du côté du poumon et donne ainsi la preuve de l'existence de lésions tuberculeuses dans l'intestin et les ganglions mésentériques alors que les poumons ne présentent encore aucun signe de tuberculose.

Le péritoine est souvent atteint de lésions tuberculeuses chez les individus qui nous occupent, mais ces lésions ne présentent ici aucune particularité digne d'être remarquée ; aussi n'insisterons-nous pas longuement. Les lésions tuberculeuses, dans cette séreuse, se présentent, soit sous la forme de petites granulations, soit sous celle de tubercules plus volumineux, jaunâtres. Parfois les lésions sont limitées au péritoine viscéral, surtout à celui qui enveloppe les intestins ; d'autrefois, toute l'étendue de la séreuse est envahie et les granulations tuberculeuses peuvent être si nombreuses que la séreuse en est tapissée partout. Et ici aussi, de même que pour le poumon et les plèvres, ainsi que nous l'avons fait remarquer plus haut, les lésions semblent s'être développées sans déterminer aucune réaction. Ainsi la séreuse présente à peine des traces d'inflammation ; les adhérences péritonéales sont rares et l'épanchement, s'il existe, est ordinairement très-peu abondant, séreux, jamais suppuré ; les cas où l'on trouve un épanchement abondant, comme dans notre observation VIII, sont une exception, et dans ce cas même on peut invoquer l'état du foie pour expliquer l'ascite. Quand les lésions tuberculeuses sont très-abondantes sur le péritoine intestinal,on peut observer très-rarement des adhérences entre les diverses membranes intestinales, ainsi qu'il résulte de notre observation X. Dans le grand épiploon, les lésions tuberculeuses apparaissent, soit sous la forme de granulations peu nombreuses, éparses dans le lieu conjonctif et que l'on aperçoit très bien lorsque l'on examine cet organe à la lumière transmise ; soit sous celle de petites masses d'un volume variable, jaunes, tellement rapprochées les unes des autres qu'elles donnent à ce repli du péritoine un aspect que M. Gómez a comparé assez justement à une production maligne (1). Le grand épiploon présente alors une épaisseur considérable et se trouve comme rétracté et parfois même pelotonné vers la partie supérieure de la cavité, ainsi qu'on le voit dans notre observation VIII. Les autres replis du péritoine tels que le mésentère, les ligaments larges, présentent souvent aussi des lésions tuberculeuses avec les mêmes caractères déjà signalés.

Dans la plupart des cas, le foie se trouve augmenté de volume et présente la dégénérescence graisseuse ou amyloïde ; il est pâle, jaunâtre et exsanguë : d'autres fois il est diminué de volume, d'une couleur jaune chrome, friable et exsanguë. Dans l'un et l'autre cas, les tubercules peuvent se développer dans cet organe, soit sur sa surface qui se présente alors tapissée de nombreuses granulations tuberculeuses développées aux dépens de la capsule de Glisson et de la surface de l'organe comme dans notre observation V ; soit dans la profondeur des tissus où l'on peut voir des granulations jaunâtres ou bien par-

____

1. *Loc. cit. Revista médica*, n° 107, pag. 282.

fois de grosses masses caséeuses formées par leur réunion et occupant surtout le voisinage du bord tranchant de l'organe. Dans le hile du foie, les tubercules se présentent sous la forme de grosses masses plus ou moins nombreuses, jaunâtres, qui entourent de toutes parts les organes contenus dans le hile (1). La vésicule biliaire ne présente ordinairement aucune lésion appréciable ; les lésions tuberculeuses ne paraissent pas s'y développer fréquemment ; bien des fois, ainsi que le montrent nos observations, on la trouve dilatée et remplie d'une bile foncée, présentant parfois même, comme dans l'observation IV, de la gravelle hépatique. Les voies biliaires ont toujours été trouvées perméables.

La rate est ordinairement atteinte dans les malades qui nous occupent, mais les lésions qu'elle présente sont très variables ; parfois, on la trouve normale ou du moins on n'y découvre aucune lésion appréciable, plus souvent, son volume et sa consistance ont changé. Elle peut apparaître doublée de volume, avec une consistance molle et pesant, ainsi que le montre l'observation IV, 220 grammes, ou bien, diminuée de volume et toujours ramollie. Les lésions tuberculeuses se développent fréquemment dans cet organe et, chez les malades qui nous occupent, c'est assurément la rate, parmi les organes abdominaux, qui se trouve le plus souvent envahie par les tubercules, après les ganglions mésentériques dont l'invasion doit être considérée comme presque constante. Les lésions tuberculeuses se présentent ici sous la forme de petites masses dures, jau-

____

1. Voyez observation V, pag. 178.

nâtres, dont le volume peut atteindre celui d'un petit pois, plus ou moins nombreuses et disséminées, soit dans l'intérieur de l'organe, soit dans sa surface.

Le pancréas, au dire de M. Gómez (1), ne présenterait jamais de vestiges apparents de dégénérescence caséeuse. Quant à nous, nous avons trouvé cet organe normal dans la plupart de nos observations ; seulement, dans l'une d'elles (obs. VIII), le pancréas était augmenté de volume et paraissait présenter des lésions tuberculeuses ; nous disons *paraissait* parce que, n'ayant pu faire l'examen microscopique de l'organe, il nous a été impossible de déterminer si les quelques granulations dures, blanchâtres, mal limitées que l'on voyait dans l'épaisseur étaient bien des granulations tuberculeuses.

Les reins ne présentent pas de lésions caractéristiques chez les malades qui nou occupent ; bien des fois on les trouve parfaitement sain , d'autres fois, on les rencontre augmentés de volume, congestionnés ou bien plus petits qu'à l'ordinaire, pâles, avec une capsule que l'on peut détacher facilement du parenchyme sous-jacent. Mais souvent aussi, les lésions tuberculeuses s'y sont dévelop-pées présentant les caractères que l'on est habitué de rencontrer dans la tuberculose secondaire de ces orga-nes. Les tubercules du rein se présentent, soit sous la forme de granulations tuberculeuses isolées et dissémi-nées, soit sous celle de tubercules agglomérés formant des masses d'un volume variable, depuis la grosseur d'une lentille jusqu'à celle d'un gros pois. Ces granula-

1. *Loc. cit. in Revista médica*, n° 108, page 346.

tions ou ces masses sont inégalement distribuées dans le
parenchyme de l'organe ; on les trouve, le plus ordinairement, dans la substance corticale, tout près de la surface
de l'organe, sous la forme de masses dures, jaunâtres
facilement énucléables et parfois même, elles se développent dans la capsule fibreuse du rein, comme il apparaît
dans notre observation V, où un groupe de granulations
tuberculeuses, développée dans la capsule et faisant saillie du côté du rein, correspond à une dilatation variqueuse
des étoiles de Verreyen, dilatation résultant probablement
de la compression exercée par ces granulations sur les vaisseaux. Mais si la substance corticale du rein est la plus
souvent atteinte par les lésions tuberculeuses, la substance médullaire n'est pas toujours épargnée, ainsi que
le croit M. Gómez qui affirme que, si la substance médullaire est parfois altérée , « c'est toujours à la suite d'un
travail commencé dans les calices et dans les bassi-
nets (1) ». Dans l'observation V, que nous devons à l'o-
bligeance de notre ami M. J.-J. Restrepo, le rein gauche
présente des granulations tuberculeuses dans toute l'épaisseur du parenchyme de l'organe. Dans l'observation IV,
qui nous a été communiquée par M. A Garcés, cinq masses tuberculeuses s'étaient développées dans la substance
médullaire du rein droit ; elles s'étaient ramollies et
avaient versé leur contenu dans les calices, donnant ainsi
lieu à la formation de cinq petites cavernes ; il est vrai
que, dans cette observation, la vessie, la prostate et les

1. *Loc. cit. Revista médica*, n° 108, page 345.

deux testicules étaient le siége de lésions tuberculeuses assez avancées.

Les lésions tuberculeuses de la vessie, de la prostate, des ovaires et de l'utérus ne sont pas très fréquentes dans la forme de tuberculose que nous examinons actuellement ; lorsqu'on trouve des lésions tuberculeuses dans ces organes, elles se présentent avec leurs caractères habituels. Dans les testicules, au dire de M. Gómez (1), les tubercules apparaissent de préférence dans les épididymes et ce n'est que plus tard qu'ils avancent vers la masse de l'organe ; le plus souvent, ces lésions s'y développent sans déterminer aucune réaction appréciable mais, bien des fois, aussi leur présence donne lieu à la formation d'un hydrocèle, comme dans le cas de l'observation **IV**.

Les capsules surrénales sont ordinairement saines ; nous les avons trouvées, une fois seulement, grossies, congestionnées et présentant des granulations assez volumineuses, jaunâtres, un peu molles, facilement énucléables et nous les avons considérées comme étant de nature tuberculeuse ; il s'agissait d'une femme d'une trentaine d'années qui présentait des lésions tuberculeuses dans le poumon, le foie, la rate et les ganglions mésentériques, et dont l'histoire est rapportée dans l'observation VIII.

Dans les cas où les lésions tuberculeuses se développent dans les centres nerveux, elles ne présentent aucune particularité digne d'être remarquée ; aussi, ne nous y arrêterons-nous pas. Dans la pie-mère, ces lésions appa-

1. *Loc. cit. Revista médica;* pag. 347.

raissent sous la forme de petites plaques, de petits points distincts les uns des autres et visibles seulement à la lumière transmise ; cette membrane est souvent adhérente à la dure-mère dans le voisinage de la scissure interhémisphérique, laquelle à son tour est adhérente, en ce point, aux parois crâniennes (Gómez). Dans plusieurs cas, soit qu'il y ait des lésions tuberculeuses dans les méninges, soit qu'il n'y en ait pas, on trouve un œdème sous-arachnoïdien plus ou moins étendu, ainsi qu'il résulte de l'observation IV qui nous a été communiquée par M. A. Garcés. Dans la plupart de ces cas, d'après M. Gómez, la substance cérébrale superficielle, qui se trouve dans le milieu de la zone œdémateuse, présente le caractère d'un véritable œdème cérébral (1).

Il n'est pas rare d'observer, en même temps que les lésions tuberculeuses des poumons, des manifestations du côté de l'oreille moyenne. M. Gómez dit avoir observé, dans deux cas, de véritables otorrhées avec perforation du tympan et destruction d'une partie de l'oreille interne (2). Dans l'observation II, qui a été recueillie par M. H. Machado, une otorrhée existait depuis longtemps des deux côtés. A l'autopsie, on a trouvé l'oreille moyenne remplie par une *masse caséeuse d'apparence tuberculeuse ;* les parois de la caisse ne présentaient pas d'altération ; quant au tympan, quoiqu'il ne soit pas mentionné, on peut croire qu'il n'existait plus, étant donnée la longue durée de l'otorrhée.

1. *Loc. cit. Revista médica,* n. 109, page 411.
2. *Loc. cit. Revista médica,* n. 109, page 410.

D'après M. Gómez, et nous nous rangeons à la même opinion, les séreuses articulaires ne présentent jamais de lésions appréciables. Toujours, quand on les a examinées à l'autopsie, on les a trouvées intactes ainsi qu'il résulte de l'observation V.

Symptomatologie. — Nous n'avons pas à nous occuper ici de la tuberculose aiguë généralisée dans laquelle les granulations tuberculeuses apparaissent simultanément dans les poumons et dans un grand nombre d'autres organes ; cette forme, rare, exceptionnelle même, à Bogotá, ne nous intéresse guère au point de vue où nous nous sommes placé. Ce que nous visons spécialement, ce sont les formes chroniques de la tuberculose dans lesquelles les lésions, quoique répandues dans plusieurs organes : le foie, la rate, les ganglions mésentériques, prédominent au poumon et communiquent à la maladie un cachet particulier ; c'est donc la phthisie pulmonaire seule que nous allons étudier, nous préoccupant surtout de faire connaître, ainsi que nous l'avons fait pour l'anatomie pathologique, les quelques particularités que cette maladie nous présente au point de vue symptomatologique, et de sa marche lorsqu'elle se développe au Plateau de Bogotá.

Disons d'abord que la *forme pneumonique* de la phthisie ne se trouve pas fréquemment chez nous ; sans nier son existence, nous persistons à la considérer comme exceptionnelle, n'en ayant jamais observé aucun cas. La phthisie du Plateau affecte de préférence la forme chronique, d'emblée, et sa durée, très difficile à déterminer par l'obscurité même de la symptomatologie et par le manque presque complet des anamnestiques, peut cependant

être évaluée à plusieurs années. Il est vrai que M. Gómez
a décrit une forme de tuberculose observée par lui, la
forme *hyperplasique ganglionnaire* dans laquelle les lésion s
se développeraient originairement dans les ganglions
lymphatiques pour envahir ensuite d'autres organes, parmi
lesquels les poumons ; cette forme serait accompagnée
de la production d'un emphysème pulmonaire très développé et, comme conséquence de cet emphysème, d'une
insuffisance tricuspidienne. La mort, dans ces cas, surviendrait plus rapidement que dans les tuberculoses
d'origine purement pulmonaire et la symptomatologie en
serait tout à fait différente. Nous avouons ne pas avoir eu
l'occasion de rencontrer cette forme-là et elle doit être rare
puisque le même M. Gómez, qui a si bien étudié la question, n'en a pu présenter dans son travail qu'une seule
observation (1). Quoi qu'il en soit, voulant rester dans les
limites que nous nous sommes tracées et n'avancer rien
que nos observations ne puissent au besoin prouver, nous
nous limiterons à décrire la tuberculisation pulmonaire
chronique.

Il est impossible d'établir aucune division pratique
dans l'ordre d'apparition des symptômes de la tuberculose pulmonaire observée au Plateau de Bogotá, et celles
que l'on pourrait faire, à la rigueur, ne seraient que purement théoriques et ne présenteraient, croyons-nous,
aucune utilité. Les trois périodes classiques de l'évolution de la phthisie pulmonaire: période de crudité ; période
d'état ou de ramollissement des massses caséeuses ; et

1. *Loc. cit. Revista médica*, n° 187, p. 283.

période terminale d'ulcérations pulmonaires et de formations des cavernes, ne sont pas ici très marquées. La
période d'invasion présente des signes si peu certains
qu'il est difficile, sinon impossible, étant donné surtout le
faible degré de développement intellectuel des malades dont
nous nous occupons, circonstance qui prive le médecin de
renseignements certains sur le début de la maladie, de
déterminer l'époque de son apparition et le moment où les
lésions pulmonaires ont commencé à subir la dégénérescence graisseuse. Arrivées là, les lésions tuberculeuses
paraissent s'arrêter dans leur marche et la période d'ulcération pulmonaire n'apparaît que très-rarement, la mort
survenant dans la plupart des cas, ainsi que nous l'avons
vu plus haut, lorsque les tubercules sont encore à l'état
caséeux. Ainsi nous nous contenterons d'exposer les symptômes tels qu'ils se présentent lorsque l'on examine un
des malades en question.

L'*habitus extérieur* de ces malades présente quelque
chose de caractéristique ; ce sont des individus d'un âge
moyen, ne dépassant jamais la cinquantaine et appartenant tous aux classes pauvres de la société. La couleur
de leur peau varie naturellement selon qu'ils appartiennent à la race blanche ou à la race indienne ; chez les
blancs, la teinte est toujours un peu foncée. La plupart
d'entre eux étaient autrefois robustes, à système musculaire bien développé ; mais depuis longtemps, ils ont commencé à maigrir et, à leur arrivée à l'hôpital, ce ne sont
que des squelettes couverts d'une peau ridée, rugueuse,
mate : ils ont des membres osseux, à chairs molles et son
incapables d'un effort considérable ; la face est amaigrie,

les traits presqu'immobiles et sans expression ; les conjonctives sont pâles, bleuâtres ou légèrement ictériques ;
sur le cou, très-amaigri et paraissant allongé, les muscles
font des saillies très apparentes en se contractant ; le thorax est globuleux, étroit, présentant des espaces intercostaux très marqués ; tous les muscles de la paroi thoracique sont atrophiés, en sorte que partout les côtes se des-
sinent sous la peau de la région ; il en est de même pour
les muscles de l'épaule en sorte que les omoplates d'une
part semblent se détacher par leur bord spinal de la paroi
thoracique et que les clavicules font une saillie très-pro-
noncée en avant, augmentant ainsi la profondeur des espaces sus-claviculaires et sous-claviculaires dont les fonds
se rapprochent tellement l'un de l'autre qu'ils semblent
se toucher ; le sternum en avant, la série des apophyses
épineuses en arrière font une saillie très prononcée, due,
pour le premier, à la maigreur habituelle et pour les dernières à l'atrophie des muscles spinaux ; le ventre est
déprimé et cela à tel point que la paroi antérieure paraît
être en contact avec la colonne vertébrale ; les muscles
grands droits de l'abdomen, bien qu'atrophiés, font une
saillie très appréciable sous la peau ; les organes génitaux externes apparaissent atrophiés et, ainsi que le fait
remarquer M. Gómez, «rien ne revèle en eux qu'à quel-
«que époque ils aient servi à leurs plus belles fonctions(1).»

Lorsque ces malades se lèvent, ils se tiennent courbés
et marchent lentement, s'arrêtent souvent; au lit, ils
gardent une attitude indifférente ; on les trouve couchés

1. Loc. cit. Revista médica, nº 112, page 559.

dans le décubitus dorsal ou latéral mais, une fois qu'ils se sont choisi une position, ils ne voudraient, pour rien au monde, en changer ; ils ont les membres fléchis vers le tronc, la tète inclinée et se tiennent toujours couverts des pieds à la tête ; toujours ils se plaignent du froid et tout ce qu'ils demandent, c'est qu'on les laisse tranquilles sous leurs couvertures.

Si on les interrroge sur ce qu'ils sentent, ils répondent toujours qu'ils n'ont rien, qu'ils désirent seulement rester en paix. En insistant dans l'interrogatoire, en répétant souvent les mêmes questions sous des formes différentes on arrive à les faire parler et à se former une idée de leurs doléances. Leur histoire est à peu près la même pour tous : Ils étaient autrefois robustes, malgré leur vie misérable, mais, depuis longtemps déjà, ils ont commencé à maigrir et à s'affaiblir ; ils peinaient déjà davantage au travail, mais comme ils n'avaient pas de fièvre et comme leurs organes digestifs fonctionnaient encore assez régulièrement ils ont pu continuer à gagner leur vie. Un moment est venu pourtant où la cause la plus futile, un verre d'eau froide pris le corps étant en sueur, un verre de *chicha* mal préparée, un excès quelconque du côté de l'alimentation est venu ajouter un nouvel et redoutable élément à leurs souffrances, la diarrhée, une diarrhée lientérique, tenace, abondante que rien n'arrête et qui, augmentant l'affaiblissement, force le malade à entrer à l'hôpital pour n'en sortir qu'à sa mort. D'autres fois les altérations intestinales ont été le premier symptôme observé par le malade ; il a eu pendant longtemps des alternatives de constipation et de diarrhée;

son appétit était amoindri et c'est à la suite de ces phénomènes qu'il a remarqué qu'il maigrissait et que ses
forces diminuaient. Dans d'autres cas, la maladie semble
avoir commencé plus franchement et c'est à la suite d'un
refroidissement (obs. I et III), après une rougeole mal
soignée (obs. V et VI) que les premiers symptômes,
fièvres vespérales, toux, perte d'appétit, se sont présentés. La maladie marche alors assez vite et, dans l'espace
de un à deux mois, la terminaison fatale arrive, comme
c'est l'ordinaire dans la forme subaiguë ou galopante de
la phthisie pulmonaire. Est-ce à dire que l'on doive considérer ces quatre cas comme de véritables exemples d'une
tuberculose pulmonaire à marche rapide ; en d'autres
termes, les lésions tuberculeuses n'existaient-elles pas
déjà et la cause de la mort n'a t-elle pas été une nouvelle
poussée de tuberculose déterminée par le refroidissement
subit ou par le développement de la rougeole ? Nous in-
clinons d'autant plus vers cette dernière hypothèse que
nous croyons que l'étude des dites observations en est
une preuve. En effet, il s'agit d'abord de malades dont les
conditions d'existence étaient des plus misérables, et
quoique les renseignements fournis par eux au sujet de
leur état de santé antérieur soient assez incomplets pour
ne pas permettre de se faire une opinion sur la question
de savoir si leur tuberculose était plus ancienne qu'ils ne
le pensaient, l'anatomie pathologique vient nous faire
voir qu'à côté de granulations tuberculeuses petites et
de nouvelle formation sans doute, trois d'entre eux présentaient, dans leurs poumons, de grosses masses tuberculeuses en état de dégénérescence graisseuse et dónt la

formation remontait assurément à longtemps. Dans l'observation VI seulement, qui nous a été communiquée par notre ami le Dr A. Garcés et que nous publions comme un exemple de tuberculose aiguë généralisée, à lésions prédominantes dans le poumon, les lésions n'étaient représentées que par de nombreuses granulations dans les méninges, les poumons, le péritoine, les valvules conniventes de l'intestin, le foie et la rate.

Certains symptômes généraux, dont la présence est pour ainsi dire obligatoire dans la phtisie européenne, manquent chez nos malades ou du moins ne se rencontrent pas constamment : tels la fièvre et les sueurs nocturnes. La plupart de ces malheureux n'ont jamais eu la fièvre pendant leur maladie et leur température est normale ou même un peu inférieure à la normale. En prenant leur température deux fois par jour, en obtient des chiffres qui oscillent entre 35°5 et entre 36°5 le matin et 36° et 37° le soir ; Il est rare que la température du soir monte plus haut que ce dernier chiffre et bien des fois même elle ne l'atteint pas. Dans quelques cas cependant (obs. II et V), on observe une température plus élevée et une véritable fièvre à exacerbations vespérales se déclare, faisant monter la température du soir jusqu'à 40° et celle du matin, jusqu'à 38°5 ou plus ; mais, dans ce cas là, on trouve presque toujours la cause de cette élévation de température, soit dans une maladie intercurrente (pleurésie gauche et péricardite aiguë dans l'observation II) ; soit dans une maladie antérieure qui a déterminé une poussée nouvelle et abondante de granulations tuberculeuses chez un individu qui présentait déjà des lésions

tuberculeuses anciennes ; tel est le cas de l'observation V.
Il s'agit d'une jeune femme qui, à la suite d'une rougeole mal soignée, est entrée à l'hôpital avec une
forte fièvre qui a persisté jusqu'à la mort, et qui
a présenté à l'autopsie, à côté des lésions tuberculeuses anciennes, des granulations de nouvelle formation·
Mais, nous le répétons, ces cas-là sont rares et le plus
souvent la température est normale ou inférieure à
la normale, et ce n'est pas un des moindres mérites de
M. Gómez d'avoir été le premier à appeler l'attention sur
ce point important de l'histoire de la tuberculose au Plateau de Bogotá.

Si la fièvre n'est pas fréquente, les sueurs nocturnes
ne le sont pas non plus ; ordinairement, la peau de ces
malades est sèche et, dans quelque moment de la journée
qu'on les examine, aucune moiteur n'apparaît sur la poitrine, sous les aisselles ou dans les aines. Quelquefois
cependant, lorsqu'à la suite d'un refroidissement subit,
les malades ont eu un peu de fièvre, comme dans les
observations I et III, l'accès peut être suivi de sueurs, mais
alors celles-ci disparaissent lorsque la fièvre elle-même
a disparu. Mais si les sueurs nocturnes ne s'observent
pas dans tous les cas de phthisie du Plateau, on les trouve
parfois avec leurs caractères, comme c'est le cas des observations IX et X.

Du côté de l'*appareil digestif*, ces malades présentent
des symptômes que nous allons étudier sommairement.
C'est d'abord une inappétence presque absolue qui leur
fait rejeter tout aliment solide ; ils prennent volontiers
les liquides et d'autant plus que souvent ils souffrent

d'une soif intarissable. Une fois les aliments ingérés, ils
ne séjournent pas longtemps dans l'estomac; ils y déterminent une sensation de poids très incommode pour les
malades, des accidents de flatulence, et bientôt, ils passent à l'intestin grêle et au gros intestin pour être expul-
sés par l'anus sans avoir subi une digestion complète.
Parfois même, l'estomac ne supporte pas les aliments qui
sont rendus par le vomissement aussitôt après leur absorption comme dans le cas de notre observation I. Cet état
se continuant, un mouvement congestif se produit vers
la fin du gros intestin, mouvement qui peut arriver
même jusqu'à la formation de petites exulcérations dans
cette partie du tube digestif ; à la diarrhée purement
lientrique viennent alors s'ajouter des symptômes dysen-
tériques tels que du ténesme, des épreintes et la présence de mucosités et même de sang dans les déjections
(Gómez).

Lorsque l'on fait ouvrir la bouche à ces malades, on
remarque que leurs dents se trouvent dans un état de
parfaite conservation ; la langue est rouge sur les bords
et la pointe, blanc-jaunâtre vers la base. Parfois on découvre des ulcérations tuberculeuses sur cet organe et
sur les piliers du voile, ainsi que nous l'avons dit dans
l'anatomie pathologique. Une ulcération même, dont la
nature ne fut pas déterminée, se trouvait sur le frein
chez un de nos malades (obs. I). Lorsque ces lésions
n'existent pas la déglutition est parfaite.

La paroi abdominale antérieure est ordinairement déprimée ; dans quelques cas cependant, cette dépression
n'existe pas ; c'est lorsqu'il y a un peu de météorisme,

comme dans l'observation X, ou lorsqu'un épanchement quelque peu abondant existe dans la cavité (obs. VIII). La palpation de la région ne produit ordinairement aucune douleur, excepté vers la région épigastrique où l'on détermine dans bien des cas, par ce moyen, une douleur plus ou moins forte qui augmente par la pression : cette douleur est liée sans doute à l'état de la muqueuse stomacale. Lorsque les ganglions mésentériques ont atteint le gros volume que nous avons enregistré dans plusieurs de nos observations, on parvient à percevoir, par la palpation, de grosses masses que l'on peut limiter et qui sont à peine sensibles. Du côté du foie, la palpation, lorsque l'on cherche à se rendre compte de son bord tranchant, éveille une douleur plus ou moins vive, surtout lorsque le foie est petit et qu'il se trouve envahi par de grosses masses tuberculeuses (Gómez).

Par la percussion, on obtient un son de submatité dû sans doute à la présence des adhérences péritonéales dont nous avons parlé et à l'augmentation de volume des ganglions mésentériques. Ni la palpation, ni la percussion ne révèlent presque jamais l'existence d'un épanchement dans la cavité et lorsqu'il en existe un, comme dans notre observation VIII, on doit en rechercher la cause dans une lésion hépatique ou autre.

La rate, dans un grand nombre de cas, apparaît augmentée de volume ; d'autres fois elle est plus petite qu'à l'ordinaire. Dans bien des cas, qu'elle soit grande ou petite, elle est douloureuse à la percussion et la douleur peut être même éveillée par la simple palpation. Cette sensibilité de la rate aurait une certaine valeur d'après M. Gómez (1) puisqu'elle indiquerait la présence de grosses masses tuberculeuses dans cet organe.

Le foie aussi doit être examiné avec beaucoup de soin ; à la palpation, avons-nous dit, on le trouve parfois douloureux ; il en est de même pour la percussion, laquelle peut ne réveiller aucune douleur quand on percute la région costale, mais est douloureuse quelquefois quand on percute la partie couverte par les parois abdominales. Dans ce cas, le foie est petit et nous avons déjà dit, d'après M. Gómez, l'importance que la constatation de la sensibilité exagérée de cet organe présente pour diagnostiquer la présence de grosses masses tuberculeuses. Lorsque le foie se trouve atteint de dégénérescence graisseuse ou amyloïde, il est augmenté de volume et, ordinairement, n'est pas douloureux. L'état de son bord libre éclaire alors sur la lésion dont il est atteint. Dans les cas semblables à celui rapporté dans l'observation VIII où l'on trouve le foie petit et sensible à la percussion, il serait difficile de ne pas penser à l'existence de grosses masses tuberculeuses dans cet organe, si l'épanchement péritonéal, les œdèmes et le teint ictérique de la peau et des conjonctives ne mettaient sur la voie du diagnostic de la lésion hépatique.

Les reins, bien que présentant fréquemment des lésions tuberculeuses, ne révèlent ordinairement aucun signe qui indique leur état ; ils ne présentent non plus aucune altération fonctionnelle ; la sécrétion urinaire se fait comme à l'ordinaire et, tout au plus remarque-t-on parfois que les urines ne sont pas assez abondantes ou qu'elles présen-

1. *Loc. cit. in. Rev. méd.* n° 113, pag. 586 et 587.

tent un dépôt purulent lorsque des masses caséeuses, après s'être ramollies, se sont ouvertes dans les calices, comme c'est le cas de l'observation IV.

La présence d'ulcérations tuberculeuses dans la vessie détermine les symptômes ordinaires de la cystite tuberculeuse.

La présence de tubercules dans les testicules ne déterminerait, d'après M. Gómez (1), aucun désordre fonctionnel ; dans le cas rapporté par notre observation IV, ils avaient déterminé la formation d'un hydrocèle du côté gauche.

Examinons maintenant ce qui se passe du côté de l'appareil respiratoire : Le thorax de nos malades, est, avons-nous dit, globuleux, étroit, maigre, les côtes saillantes, les espaces intercostaux très-marqués ; les omoplates paraissent s'en détacher en arrière ; les clavicules font un relief marqué en avant et les creux sus et sous-claviculaires se font remarquer par leur profondeur. En examinant la poitrine pendant les mouvements respiratoires, le malade assis sur son lit, on ne trouve, sauf le rythme plus ou moins accéléré de la respiration, rien d'anormal dans ses mouvements ; pendant l'inspiration, on voit que le thorax se dilate assez bien et qu'il se rétracte de même dans l'expiration, et la respiration est en même temps diaphragmatique et costale supérieure. Ce n'est que quand il y a de la péritonite tuberculeuse que la respiration cesse d'être diaphragmatique pour devenir exclusivement sub-costale. En tout cas et quoiqu'il existe des adhérences pleurales,

____

1. *Op. cit. in Rev. méd.*, n° 113, pag. 587.

on n'observe, pendant l'inspiration, aucune dépression des espaces intercostaux qui puisse en révéler l'existence (Gómez). Le rythme de la respiration est un peu accéléré, mais on n'observe pas de dyspnée ou d'étouffement, sauf vers la fin de la maladie lorsque des phénomènes d'hypostase se présentent du côté de la base du poumon, vers sa partie postérieure. D'ordinaire la respiration, malgré son rythme accéléré, est calme, tranquille. Au dire de M. Gómez (1), les mouvements respiratoires atteindraient le nombre de 30 à 40 en moyenne par minute ; ces chiffres nous paraissent un peu élevés et, d'après nos observations, on pourrait fixer la moyenne au plus entre 20 et 30 ; ce n'est que quand il y a des phénomènes de pleurésie que les mouvements respiratoires se font au nombre de plus de 30 à la minute. Pendant la respiration, on n'entend aucun bruit, trachéal ou autre, perceptible à distance. Si l'on applique la main à plat sur les parois thoraciques pendant que le malade respire on s'aperçoit que les respirations ne sont pas toutes égales comme profondeur : « après « une série de 7 à 9 respirations égales, on en trouve une « plus exagérée » (Gómez).

La palpation des parois thoraciques ne révèle pas ordinairement la présence d'un œdème de ses parois ; l'on ne trouve non plus aucune différence sensible entre la température des deux côtés de la poitrine. Cependant, comme la différence qu'il peut y avoir, d'après les observations de M. Peter, serait égale à quelques dixièmes de degré, elle ne saurait être appréciée par l'application

____

1. *Op. cit. in Rev. méd.*, n° 114, pag. 631.

simple de la main et il faudrait recourir à l'emploi du thermomètre, ce qui n'a pas été fait. La palpation du thorax, pendant que le malade parle à haute voix, donne des résultats très importants. Dans certains points de la région, les vibrations thoraciques de la voix se présentent avec leurs caractères habituels; ce sont les parties saines du poumon. Dans d'autres points, et dans des espaces plus ou moins larges, elles sont augmentées ainsi qu'on peut s'en rendre facilement compte en examinant en même temps des portions homologues des poumons. Ces zones de renforcement des vibrations sont entourées d'une zone où les vibrations sont assez affaiblies; or, si nous nous rappelons les causes qui déterminent un renforcement ou un affaiblissement des vibrations thoraciques de a voix, et la forme que revêtent habituellement les lésions tuberculeuses des poumons chez les individus qui nous occupent, nous pourrons voir quelle grande importance a, pour le diagnostic du siège de ces lésions, l'examen soigné de ces vibrations. En effet, les vibrations thoraciques de la voix se transmettent normalement à la main appliquée sur le thorax lorsque le poumon et la cavité pleurale sont sains; mais, qu'un épanchement, liquide ou gazeux, ou de fausses membranes se forment dans la plèvre, que la densité du tissu pulmonaire augmente ou diminue, et la transmission des sons sera modifiée. L'intensité de cette transmission sera diminuée lorsque le poumon sera le siège d'un emphysème plus ou moins étendu ou lorsqu'une couche gazeuse séparera le poumon de la paroi thoracique ; elle le sera encore et même toute transmission disparaîtra lorsqu'un épanchement liquide se sera formé dans la plèvre. Au contraire, si le tissu pulmonaire est devenu plus dense, l'intensité des vibrations thoraciques de la voix, perçues à la palpation, sera augmentée. Dans les cas de fausses membranes, les vibrations sont parfois conservées, d'autres fois elles sont faibles, nulles même. Dans notre cas, l'augmentation d'intensité des vibrations se produit dans les points où de grosses masses tuberculeuses se sont développées, et l'étendue de la zone d'exagération peut donner une idée de l'étendue même des lésions; l'affaiblissement des vibrations dans la zone en dehors des masses indurées est due à la présence de l'emphysème vésiculaire que nous avons dit exister autour d'elles. Un affaiblissement des vibrations thoraciques s'observe aussi vers le sommet lorsque cette partie du poumon présente, avec ou sans granulations tuberculeuses, l'emphysème vésiculaire dont nous avons constaté l'existence plus haut en parlant de l'anatomie pathologique. Lorsqu'un léger épanchement existe dans la plèvre, sa présence dans la partie déclive de la cavité se révèle par une absence des vibrations thoraciques ; les autres moyens d'investigation, auscultation, percussion, feront connaître alors la cause de cette diminution.

La percussion donne aussi des résultats importants, mais qui varient naturellement avec la région du poumon que l'on explore par ce moyen, et avec la distribution des lésions tuberculeuses. Au sommet, on obtient parfois une sonorité anormale ou même un peu exagérée, ce qui tient à ce que cette partie de l'organe est moins fréquemment le siége des lésions tuberculeuses chez nos malades que dans la phthisie classique. Nous avons vu dans l'anatomie pathologique, et nos observations le confirment, que, ainsi que l'a fait remarquer le premier,M. Gómez, la règle qui veut que les lésions tuberculeuses envahissent le poumon ordinairement de haut en bas cesse d'être, chez nous, aussi rigoureuse qu'ailleurs et que, dans un poumon présentant de nombreuses et grosses masses tuberculeuses dans ses lobes moyen et inférieur, on peut trouver un sommet indemne. Il n'est donc pas étrange que l'on puisse y trouver une sonorité normale à la percussion. Dans le cas, très fréquent, où un emphysème vésiculaire s'est développé dans cette partie du poumon, la sonorité à la percussion sera légèrement augmentée, surtout en avant ; en arrière, l'épaisseur considérable de la paroi thoracique ne permet pas de se rendre un compte exact du degré de sonorité du poumon. Si, au contraire, le sommet est atteint aussi de lésions tuberculeuses, on obtient par la percussion une sonorité moins élevée, se rapprochant de la sous-matité et allant jusqu'à la matité absolue dans des points circonscrits lorsque les lésions tuberculeuses se présentent sous la forme, ordinaire chez nos malades, de grosses masses caséeuses. Par la percussion de la région interscapulaire on obtient une sonorité parfaite. En effectuant la percussion immédiate de haut en bas, en arrière, et comparativement dans les deux poumons, on arrive à limiter des points où la sonorité est diminuée et où l'on obtient un son mat que l'on peut arriver à limiter d'autant plus exactement que ces points sont entourés de parties du poumon présentant de l'emphysème vésiculaire plus sonore à la percussion.

Pour arriver à ce résultat, ainsi que le fait remarquer
M. Gómez, qui a insisté longuement sur ce point dans son
travail, il suffit d'appliquer sur le point examiné un seul
doigt, le médius, dont on presse la phalangette sur la
paroi thoracique pour diminuer, autant que possible, la
surface de réception des vibrations et de frapper sur cette
phalangette à plusieurs reprises. On arrive ainsi, dit
M. Gómez, à des résultats surprenants au point de vue
du diagnostic du siége et de l'étendue des lésions surtout
si on les rapproche de ceux fournis par l'examen des vibrations thoraciques de la voix à la palpation que nous avons
exposé plus haut, et de ceux que fournit l'auscultation que
nous étudierons par la suite. Lorsque de fausses membranes, des adhérences pleurales se sont développées dans
le voisinage des masses tuberculeuses, ainsi qu'il arrive
fréquemment, on peut distinguer la matité qu'elles
donnent de celle produite par les masses caséeuses en ce
qu'elles ne sont point entourées d'une zone de sonorité
exagérée et surtout parce que les vibrations thoraciques
de la voix sont diminuées ou même nulles à leur niveau
tandis qu'elles sont augmentées au niveau des masses caséeuses ; c'est au moins ce qu'annonce M. Gómez, mais il
nous semble que, dans bien des cas et malgré la douleur
légère que la palpation détermine au niveau des adhérences pleurales et qui n'existe pas au niveau des lésions
tuberculeuses, cette différenciation doit être un peu difficile, et qu'il faut avoir une grande pratique pour parvenir
à percevoir ces nuances ; heureusement, l'auscultation
vient à l'aide et permet de faire le diagnostic.

La percussion révèle parfois, dans les périodes déjà

avancées de la maladie, un certain degré de submatité dans la partie postéro-inférieure des deux poumons. Cette submatité est due à l'hypostase pulmonaire et s'accompagne des symptômes obligés de cet état du poumon, symptômes sur lesquels nous n'avons pas à insister ici. Dans le cas où un épanchement pleural existe, qu'il soit peu abondant, séreux, libre comme c'est le cas ordinaire ou qu'il soit enkysté, la percussion a un son mat à son niveau et les autres symptômes, obtenus par la palpation et l'auscultation, conduisent au diagnostic de la lésion.

Sur les parties latérales de la poitrine, les résultats obtenus par la percussion sont tout à fait comparables à ceux qu'on a obtenus en arrière; seulement ici la paroi thoracique présentant son minimum d'épaisseur, les résultats obtenus sont plus nets et les différences de tonalité sont plus facilement perçues. La percussion faite directement sur la clavicule donne ordinairement une bonne sonorité, ce qui est dû, ainsi que nous l'avons fait remarquer déjà, à la présence de l'emphysème vésiculaire dans le sommet du poumon; lorsque cet emphysème s'étend aussi au bord antérieur du poumon, la tonalité obtenue par la percussion de la région correspondante est plus élevée que dans le reste de la partie antérieure; sur cette partie peuvent du reste se développer les grosses masses caséeuses dont nous avons déjà parlé et alors les phénomènes, déjà décrits, de matité circonscrite entourée d'une zone de tonalité plus élevée, se présentent tels que nous les avons observés en arrière et sur les parties latérales.

Dans la plupart des cas, les deux poumons sont envahis

en même temps par les productions tuberculeuses. On peut alors apprécier assez exactement l'étendue des lésions dans chaque poumon en percutant des points homologues des deux poumons en avant et en appliquant l'oreille sur la paroi thoracique, en arrière, vers le point correspondant au point percuté. La sonorité obtenue par ce moyen sera d'autant plus faible que les lésions tuberculeuses seront plus étendues en profondeur. Il est inutile de décrire ici les résultats obtenus par la percussion sur une caverne pulmonaire dans les cas, très-rares chez nos malades, où il y en a une. Le bruit de pot fêlé ou le son tympanique, lorsque la caverne est grande et superficielle, se présentent alors avec les caractères qui leur sont propres.

Lorsque les lésions tuberculeuses ne se présentent pas sous la forme massive qu'elles affectent chez nos malades et qu'elles ne sont réprésentées que par des granulations tuberculeuses, plus ou moins nombreuses, occupant des portions plus ou moins étendues du poumon, soit sur le sommet, soit vers la partie moyenne ou inférieure de l'organe, la percussion fera connaître le siège de la lésion par un son de submatité au niveau des points envahis et par une sonorité plus claire, parfois exagérée, dans les parties saines de l'organe. On trouvera alors des points tout à fait mats au niveau des adhérences pleurales ; la palpation et l'auscultation éclaireront sur la nature de la lésion.

Par l'*auscultation* on obtient aussi des résultats importants qui viennent confirmer ceux obtenus par la palpation et la percussion ; étudions-les à présent : nous avons

dit que, chez nos malades, le rythme de la respiration était
ordinairement un peu accéléré et que le chiffre des
mouvements respiratoires complets, dans l'espace d'une
minute, pouvait être évalué à 20 ou 30. La respiration
est calme, tranquille, et la dypsnée ne se présente que
dans les cas où il y a des complications inflammatoires
du côté de la plèvre ou du péricarde ou lorsque, dans les
derniers jours de la maladie, les phénomènes d'hypostase
pulmonaire apparaissent.

Ce qui frappe d'abord chez ces malades c'est la difficulté, l'impossibilité même d'obtenir d'eux une respiration
profonde, ils ne savent ou ils ne peuvent la produire et on
est forcé de se contenter des inspirations faibles qu'ils font
pour examiner les caractères du murmure vésiculaire et des
bruits anormaux que l'on peut entendre chez eux. Une
fois notre malade assis dans son lit et respirant tranquille-
ment, si l'on applique l'oreille sur sa poitrine, voici les
résultats que l'on obtient habituellement ; dans la partie
supérieure et postérieure de l'organe, dans les fosses sus-
et sous-épineuses, le murmure vésiculaire ne s'entend
point ou il est si faible qu'il est difficile de percevoir ses
caractères. Quelques râles muqueux, disséminés, dispa-
raissant par la toux, se font entendre, mais ils sont si peu
nombreux qu'ils attestent le manque presque absolu de
lésions inflammatoires du côté de la muqueuse de l'arbre
respiratoire qui reste indifférent au développement des
tubercules dans le poumon ; dans quelques cas, on perçoit aussi des craquements secs, lorsque des granulations
tuberculeuses existent dans cette partie de l'organe ; hors
ces bruits, on peut percevoir, vers la partie postérieure

du poumon, des bruits de frottements secs, dus à la présence fréquente d'adhérences pleurales.

Dans l'espace interscapulaire, des deux côtés, la respiration est caractéristique : le murmure vésiculaire ne s'entend toujours pas nettement; l'inspiration est rude, bronchique, et l'expiration est douce, continue ou bien elle est saccadée et prolongée (M. Gómez). Ces caractères se font de plus en plus nets à mesure que l'on se rapproche de la division de la trachée; dans le reste de l'étendue de la partie postérieure du poumon, les caractères de la respiration varient avec la nature des lésions qui peuvent s'y rencontrer; au niveau des grosses masses caséeuses, le murmure vésiculaire est nul et, tout au plus, y entend-on une respiration rude, soufflée, à inspiration courte et à expiration prolongée et saccadée. Ces mêmes caractères concernent la respiration dans les points qui sont le siège de l'emphysème vésiculaire que nous avons décrit; seulement, à ce niveau, ils sont moins marqués ; le souffle bronchique est plus doux. La présence de fausses membranes pleurales ou d'un épanchement dans la cavité de la séreuse modifie naturellement ces résultats, mais nous n'avons pas à y insister ; il en est de même pour l'hypostase qui apparaît dans les derniers jours de la maladie, dans la partie postéro-inférieure du poumon; à la matité presque complète de la région vient s'unir alors une respiration voisine du souffle tubaire. L'épaisseur moindre de la paroi thoracique, dans la région axillaire, permet de se rendre mieux compte des modifications de la respiration; on perçoit bien alors le murmure vésiculaire, mais il est faible, voilé ; l'inspiration et l'expiration conservent les caractères que nous avons déjà indiqués. On observe les mêmes phénomènes dans la partie antérieure ; seulement là, la présence du cœur et la propagation exagérée de ses bruits rendent les résultats obtenus moins clairs. Lorsque les lésions n'affectent pas la forme de grosses masses, qu'elles se présentent sous celle de granulations plus ou moins nombreuses, les résultats obtenus par l'auscultation sont à peu près les mêmes ; respiration rude, à expirations prolongées, saccadées, quelques craquements secs et, si la lésion est plus avancée, quelques râles muqueux et une respiration soufflante. Dans les cas rares où une caverne pulmonaire s'est formée, elle révèle son existence par la présence d'un souffle caverneux, par quelques râles à grosses bulles et par les caractères de la voix qui devient caverneuse et présente les caractères de la pectoriloquie (1).

Les modifications que la voix présente à l'auscultation sont en rapport avec la nature des lésions observées. Dans les points où la respiration est soufflante, on trouve de la broncho-phonie : celle-ci existe normalement au niveau de la

1. M. Gómez, qui n'admet pas l'existence de véritables cavernes chez nos malades mais qui assure cependant avoir trouvé de grosses masses caséeuses ramollies et communiquant avec les bronches, avance que jamais on n'obtient aucun des signes caractéristiques d'une caverne dans le tissu du poumon (Josué Gómez. *Op. cit. in Rev. méd.* n° 107, p. 280 et 281 et n° 114, p. 637). Malgré tout le respect que nous inspire notre vénéré maître, nous ne pouvons pas admettre son assertion, ayant observé des cas où de véritables cavernes existaient dans le poumon et dont l'existence s'était révélée pendant la vie par des signes certains.

division de la trachée. La présence d'un épanchement séreux assez abondant dans la cavité pleurale, modifie ces résultats et fait apparaître la broncho-égophonie ou même l'égophonie vraie.

Si les signes physiques de la tuberculose pulmonaire que nous décrivons sont si obscurs, les symptômes fonctionnels, du côté de l'appareil respiratoire ne le sont pas moins, et ils sont plutôt négatifs. La toux est un phénomène rare dans le cours de notre phtisie ; la plupart de nos malades n'ont jamais toussé, ou du moins ont eu seulement quelques quintes au début de leur maladie, lorsque l'apparition de celle-ci a suivi de près une affection intéressant les voies respiratoires telle que la rougeole. Cette toux disparaît alors bientôt pour ne reparaître que lorsque les lésions inflammatoires aiguës se développent du côté de la plèvre ; mais alors elle est sèche, déchirante et ne présente pas du tout les caractères de la toux des phtisiques. L'absence ordinaire de ce symptôme doit être rapprochée du défaut de réaction du côté de la muqueuse bronchique que nous avons déjà signalé et qui fait que les sécrétions muqueuses de cette menbrane sont à peu près nulles dans le cours de la maladie ; ces deux phénomènes ont sans doute une cause semblable qui doit être, pour le premier, la faible excitabilité du pneumogastrique incapable de réagir contre l'excitation produite au niveau de ses branches pulmonaires par le développement des tubercules et de déterminer par conséquent l'apparition du réflexe de la toux.

Ce que nous venons de dire s'applique à la généralité des cas ; mais parfois l'on trouve des individus chez qui la toux est apparue dès le commencement de la maladie et a persisté pendant toute sa durée ; ce sont des individus plus forts que les autres chez qui le système nerveux paraît avoir une plus grande excitabilité. Des phénomènes de catarrhe peuvent alors se présenter du côté de la muqueuse bronchique et la toux s'accompagne d'une expectoration plus ou moins abondante et dont les caractères varient naturellement avec les diverses périodes de la maladie, d'abord aérée, muqueuse, puis muco-purulente et présentant mêmes des stries sanguinolentes. Si une caverne vient à se former, les crachats deviennent verdâtres, opaques et affectent la forme nummullaire ; seulement comme, même dans ces cas, les sécrétions bronchiques sont peu abondantes, les grandes vomiques produites par l'évacuation d'une caverne pleine de pus sont rares ; l'expectoration se fait d'une manière continue, présentant une plus grande abondance le matin au moment du réveil.

Les hémoptysies, soit au commencement soit dans le cours de la maladie sont également très-rares chez nos malades. M. Gómez arrive même à nier complètement leur production dans la tuberculose du Plateau (1) ; mais nous croyons que cette assertion est un peu exagérée. Certes, « les épistaxis, les hémoptysies, les hémorrhagies péri et para-phimiques » (Gómez) sont excessivement rares dans la tuberculose que nous étudions, mais elles se présentent parfois soit au commencement, soit dans le cours de la maladie ; notre observation I en est une preuve ; il est vrai qu'il s'agit ici d'une jeune femme dont

1. *Op. cit. in Rev. méd.*, n° 113, page 588.

les règles étaient suspendues depuis le commencement de la maladie et dont les hémoptysies pouvaient, à la rigueur, être prises pour des hémorrhagies de compensation. Il en était autrement pour une autre femme, que nous avons vue pendant notre internat dans le service de M. Coronado, dont nous n'avons pu malheureusement retrouver l'histoire détaillée ; chez cette jeune femme, le commencement de la phtisie avait été marqué par des hémoptysies répétées qui se présentèrent encore de temps en temps pendant le cours de sa maladie. L'une d'elles, survenue pendant que l'on passait la visite, fut tellement abondante qu'elle occasionna la mort de la malade. Les règles chez cette femme se présentaient sans interruption tous les mois ; elles étaient seulement un peu moins abondantes que lorsque cette personne était saine. Nous avons déjà dit aussi que, dans le cas où une caverne pulmonaire apparaît, l'expectoration peut présenter des stries sanguinolentes.

Nous avons insisté, à plusieurs reprises, sur l'état habituel d'intégrité de la muqueuse de l'arbre respiratoire et nous avons dit que les laryngites n'étaient pas fréquentes chez nos malades, d'où vient que la voix ne présente pas ordinairement ces altérations subites et d'une durée plus ou moins longue que l'on rencontre si souvent dans la phtisie européenne. Nous pouvons nous expliquer de même la faible propension que nos malades présentent pour les affections catarrhales de l'arbre respiratoire ; comme le fait remarquer M. Gómez ils n'y sont pas plus prédisposés que le commun des mortels.

Dans quelques cas, nos malades ont ressenti, au commencement, des douleurs vagues dans la poitrine puis des névralgies intercostales ; mais il y a des cas aussi où tous ces symptômes ont fait défaut et où les inspirations profondes et même la percussion assez forte et la toux ne provoquent aucune douleur malgré les lésions pulmonaires et la présence d'adhérences pleurales assez étendues ; l'essoufflement, la difficulté pour respirer ne sont pas constants non plus.

M. Gómez appelle l'attention sur un fait que nous avons eu l'occasion d'observer plusieurs fois aussi, c'est que l'haleine de ces malheureux est souvent froide ce qui est dû sans doute à la faible calorification de leurs organismes affaiblis dont la température axillaire est souvent inférieure à la normale.

La percussion et l'auscultation du cœur ne révèlent ordinairement rien d'anormal de ce côté. La matité du cœur conserve, ou à peu près, ses limites ; ses bruits sont souvent faibles, mal frappés, comme éloignés ; leur retentissement est cependant augmenté, surtout en arrière, ce qui s'explique par l'augmentation de densité du poumon dans les points envahis par les lésions tuberculeuses. Aucun bruit normal ne se perçoit, soit valvulaire, soit péricardique et cela bien que le développement de plaques laiteuses sur la surface ventriculaire antérieure soit fréquent ; tout ce que l'on peut entendre de ce côté, ce sont des souffles de cause anémique (Gómez). Ce n'est que dans le cas où une péricardite aiguë se développe, comme dans notre observation II, que des bruits anormaux, des bruits de frottements péricardiques apparaissent. Lorsque des tubercules se sont développés dans cette séreuse, leur présence détermine parfois l'apparition d'un bruit de frottement et la formation d'un épanchement ordinairement peu abondant dont l'existence est facilement reconnue par les moyens ordinaires. Plus tard, lorsque la séreuse s'est épaissie et que des adhérences se sont établies sur plusieurs points entre les deux feuillets, les symptômes de la symphyse cardiaque apparaissent; la mort survenant alors bientôt après, les symptômes ultimes de dilatation ventriculaire et d'insuffisance valvulaire n'ont pas ordinairement le temps de se produire.

Dans quelques cas cependant, comme dans notre observation IX, le cœur a été trouvé gros; les parois ventriculaires avaient une épaisseur très augmentée, surtout à gauche; les valvules cependant fermaient bien les orifices correspondants. Au dire de M. Gómez, dans tous les cas de tuberculose à forme ganglionnaire hyperplasique qui s'accompagnent toujours d'un emphysème pulmonaire étendu, des symptômes d'insuffisance tricuspidienne apparaîtraient. N'ayant aucune observation qui appartienne nettement à la forme décrite par notre maître, nous nous bornons à signaler le fait sans y insister.

Le pouls est ordinairement faible, dépressible, et le nombre des pulsations à la minute n'est pas toujours en rapport avec la température, ni avec le nombre des respirations; parfois le pouls est lent et le nombre des pulsations est inférieur à 70, comme dans l'observation I, où la température était aussi inférieure à la normale. D'autres fois, il est plus rapide et, ainsi qu'on le voit dans les observations VII et VIII, avec une température inférieure à la normale, on a un pouls battant plus de 90 fois à la minute. Le rapport de 1 à 4, entre la respiration et le pouls, n'est pas constant non plus ; parfois il se rapproche de 1 à 2, ce qui serait l'ordinaire au dire de M. Gómez (1), d'autres fois il est de 1 à 5 ou plus.

Les symptômes nerveux varient suivant l'état des centres nerveux et de leurs enveloppes. Dans la plupart des cas, on observe chez nos malades une grande irritabilité de caractère, une sensation constante de froid qui est en rapport avec leur température souvent inférieure à la normale ; le sommeil de ces individus est calme, prolongé. Ils ne ressentent ordinairement aucune douleur spontanée ou provoquée dans la poitrine ni dans l'abdomen et, sauf une sensation de fatigue, de courbature, ils ne se rappellent pas avoir eu des douleurs fortes dans n'importe quelle partie de leur corps. Lorsque des lésions tuberculeuses se sont développées dans les méninges ou dans les centres nerveux ou que, dans les derniers jours de la maladie, un œdème méningé ou cérébral s'est présenté, les symptômes alors ne diffèrent pas de ceux que l'on observe lorsque ces maladies se sont développées d'une manière primitive. Ainsi, nous n'avons pas à y insister.

Chez l'homme, soit que la tuberculose ait envahi les organes génitaux, soit qu'elle les ait respectés, on remarque, dans tous les cas, une diminution de l'activité fonc-

1. *Op. cit.*, *in Rev. méd.*, n° 114, page 631.

tionnelle de ces organes, laquelle peut arriver jusqu'à l'anaphrodisie complète. Chez la femme, la menstruation est toujours altérée; les règles deviennent moins abondantes et des symptômes de dysménorrhée se présentent, ou bien elles disparaissent tout à fait (Obs. I et VII) et sont souvent remplacées par un écoulement leucorrhéique.

L'otite catarrhale chronique se présente aussi, souvent, chez nos phthisiques (obs. II); elle donne lieu à la perforation du tympan et à l'existence d'un écoulement fétide et intarissable, unilatéral ou plus communément bilatéral.

Marche. Durée. Terminaison. Mécanisme de la mort. — Nous avons fait remarquer plus haut l'obscurité des symptômes initiaux de la phtisie, obscurité qui ne permet pas de fixer la durée totale de la maladie que M. Gómez (1) avait cependant évaluée de un an et demi à deux ans et demi. Les malades ayant déjà des lésions tuberculeuses assez avancées dans leurs poumons continuent à vaquer à leurs occupations et, n'étaient l'amaigrissement qui commence à se produire, la diminution des forces, l'apparition de douleurs vagues dans la colonne vertébrale et la poitrine qu'ils sont tout disposés à attribuer à la marche et à l'exposition aux rayons du soleil, et les altérations gastro-intestinales qui commencent, ils se croiraient parfaitement sains puisque, ni les hémoptysies, ni la toux ni la fièvre ne viennent, ordinairement, leur apprendre que leur santé est à jamais perdue ; cet état se prolonge plus ou moins, mais

1. *Loc. cit. in Rev. méd.*, n° 115, pag. 668.

un jour vient où le plus léger excès du côté de l'alimentation, un simple refroidissement viennent déterminer
l'apparition d'une diarrhée tenace, intarissable et, en peu
de temps, la terminaison fatale a lieu. D'autres fois, c'est
l'apparition d'une maladie intercurrente, une rougeole, une
pleurésie, une péricardite qui vient compliquer la situation
et hâter le dénouement. L'organisme en butte alors, d'une
part à l'insuffisance de l'oxygénation, puisqu'une grande
partie des poumons a été soustraite à la respiration, d'autre part à l'insuffisance de l'absorption intestinale qui n'in-
troduit pas dans la circulation des matériaux suffisants
pour réparer ses pertes, ne résiste pas et sa misère se traduit par une calorification insuffisante et par un manque
absolu de réaction. Lorsque la fièvre apparaît soit, ce
qui est rare, en dehors de toute complication ; soit à la
suite du développement d'une maladie intercurrente, les
pertes de l'organisme augmentant sans que, pour cela,
les gains s'accroissent, la terminaison est plus prompte.
Dans le premier cas, la marche de la température est
curieuse à observer ; tous les matins, l'on remarque une
légère diminution sur la température de la veille et cette
diminution continue jusqu'au moment où l'organisme, ne
pouvant plus supporter la lutte, succombe. Au moment de
la mort, on trouve alors des températures de 34° ou 35°.
Le soir le thermomètre se relève un peu pour tomber plus
bas le lendemain. En cas de fièvre, la température présente des oscillations variables comme amplitude et
comme régularité, en rapport avec la nature et le degré
des lésions qui ont déterminé son apparition. Si la fièvre
est due uniquement au développement des tubercules, la

marche de la température se rapproche de celle observée dans la fièvre hectique ; seulement, les exacerbations ne sont pas toujours vespérales et parfois la température du matin est plus élevée que celle du soir (obs. V).

Quoi qu'il en soit de la marche de la température, un moment arrive où la force vitale est épuisée ; la mort survient alors par l'un des procédés suivants qui ont été très bien exposés par M. Gómez dans son remarquable travail, tant de fois cité, et que nous allons résumer très brièvement.

La mort par hémorrhagie pulmonaire ou par l'épuisement détermine que l'exagération des sécrétions bronchiques dans le cas de formation de cavernes, est rare chez nos malades, et nous savons déjà pourquoi. Au contraire, les lésions gastro-intestinales très fréquentes, par la diarrhée qu'elles engendrent et par l'insuffisance de la digestion et de l'absorption à laquelle elles donnent lieu et qui apparaissent soit dès le commencement, soit seulement vers la fin de la maladie, par l'épuisement qu'elles déterminent, sont la cause habituelle de la mort de nos malades. Nous avons insisté assez longuement sur l'état de la muqueuse digestive dans l'anatomie pathologique pour qu'il ne soit pas nécessaire d'y revenir ici ; cet état de la muqueuse nous explique parfaitement et cette digestion et cette absorption incomplètes et cette diarrhée tenace. Lorsqu'à l'aide d'une médication anti-diarrhéique on arrive à arrêter la diarrhée, il se produit des vomissements tenaces qui épuisent le malade et le conduisent à la mort.

Dans d'autres cas, sans qu'il y ait des lésions tuberculeuses du côté de l'intestin, la mort survient encore par insuffisance de nutrition ; et c'est quand des organes comme le foie, la rate, les reins, sont en proie à la dégénérescence lardacée ou amylacée et que la tunique interne elle-même de l'intestin se trouve en état de dégénérescence mucoïde. Dans ce cas, la digestion est très incomplète et si une parcelle alimentaire est absorbée elle n'est pas consumée et par suite elle ne profite en rien à l'organisme. Le refroidissement du malade devient alors extrême, la diarrhée apparaît invincible et une décomposition précoce s'empare de l'organisme bien avant la mort du malade.

L'oxydation organique interstitielle étant très incomplète chez nos tuberculeux, la plasticité du sang diminue, des dépôts fibrino-plastiques se forment sur la tunique interne des vaisseaux et, se détachant, donnent lieu à des infarctus, soit du côté du poumon, de la rate, du foie ; soit, ce qui est plus fréquent, du côté des artères sylviennes. Dans tous ces cas le dénouement fatal est hâté, et la mort suit plus ou moins promptement suivant l'importance de l'organe atteint.

D'autres fois enfin, l'insuffisance de la nutrition et de l'oxydation interstitielle se révèle par la formation d'extravasations diverses, d'œdèmes ; l'œdème méningé et cérébral apparaît alors et le malade qui, jusqu'à ce moment, avait conservé toute son intelligence, tous ses mouvements, entre dans une période de collapsus avec des paralysies diverses et meurt du jour au lendemain.

Diagnostic. Pronostic. Traitement. — N'ayant pu observer aucun malade dans la période initiale de la phtisie, nous ne pouvons rien dire sur les difficultés que le diagnostic de cette maladie doit alors présenter ; il nous semble cependant que les phénomènes dyspeptiques et les symptômes de pseudo-chlorose, qui marquent le début de la maladie, ne sauraient être que très difficilement rapportés à leur véritable cause, surtout étant donnée l'absence habituelle de fièvre et le peu de clarté des signes physiques dans cette période. Nous pensons aussi que, étant donnée la distribution des tubercules dans les poumons de nos malades, ces signes précoces de la phthisie européenne, le souffle sous-claviculaire et la perte du son argentin obtenu par l'auscultation plessimétrique au niveau des régions sus-claviculaire et sus-épineuse, ne doivent pas se rencontrer trop fréquemment chez nos malades.

Une fois la maladie arrivée à une période plus avancée, lorsque les lésions tuberculeuses ont envahi des portions considérables du poumon et que les altérations gastro-intestinales se sont définitivement établies, le diagnostic devient plus aisé. Certes, l'absence de la fièvre, de la toux, des hémoptysies, des sueurs nocturnes peut égarer celui qui n'est pas habitué aux allures obscures de notre phthisie; mais l'aspect de ces malades maigres, immobiles dans leurs lits où ils ne demandent que du repos et un abri pour combattre le froid constant qu'ils ressentent; leur faiblesse, la pâleur de leurs tissus, la forme de leur poitrine et les signes physiques obtenus par la palpation, la percussion et l'auscultation de leur thorax, mettent promptement sur la voie du diagnostic et, en agissant méthodiquement, ainsi que nous l'avons exposé plus haut, on parvient, à l'aide de ces trois méthodes d'examen, à déterminer la nature des lésions,

leur siège et leurétendue et à séparer les parties devenues tuberculeuses de celles qui sont restées saines ou
qui sont devenues le siège de l'emphysème vésiculaire.
Il faut tâcher aussi de reconnaître la présence des adhérences pleurales et, lorsqu'il y a un épanchement dans la
plèvre, de déterminer son abondance et sa nature.

Étant donnée la fréquence des lésions tuberculeuses
du côté de l'intestin et des ganglions mésentériques, il
faut toujours examiner très-soigneusement le ventre de
ces malades et tâcher de se rendre compte, par la palpation et la percussion de ses parois, de l'état de la séreuse péritonéale, du tube digestif et des ganglions mésentériques, pour pouvoir attribuer à leur véritable
cause la diarrhée et les accidents dyspeptiques que le
malade présente. Il ne faut pas négliger non plus l'examen du foie, de la rate et des reins qui sont souvent le
siége de lésions tuberculeuses ou présentant la dégénérescence lardacée ou amyloïde.

Dans les cas décrits par M. Gómez sous le nom de
tuberculose ganglionnaire hyperplastique, où les lésions
tuberculeuses sont peu développées dans le poumon et où
ces organes deviennent le siège d'un emphysème généralisé qui donne lieu à la formation d'une insuffisance tricuspidienne, le diagnostic doit être bien difficile, surtout
si l'on pense que la présence de gros ganglions tuberculeux dans le voisinage de l'aorte et des gros vaisseaux peut donner lieu à des phénomènes de compression
qui seront difficilement rapportés à leur véritable cause.
L'état d'embonpoint habituel de ces malades et la confor-
mation normale de leur poitrine viendront encore éga-

rer le praticien et augmenter les difficultés du diagnostic.

Le *pronostic* de notre phthisie est toujours mortel ; certes les malades qui l'ont acquise ailleurs et qui viennent habiter au Plateau de Bogotá éprouvent, presque toujours, une grande amélioration et parfois, dit-on, guérissent complètement ; mais il s'agit alors d'individus qui n'ont pas eu à lutter contre la misère, qui se nourrissent bien et chez lesquels, bien que la nutrition soit devenue languissante par l'effet de la maladie, la force vitale n'est pas encore épuisée et qui usant d'une alimentation réparatrice, sont aidés par l'action bienfaisante d'un climat constant et pas trop froid, par la pureté et la raréfaction de l'air qui active le fonctionnement de leurs poumons.

Le *traitement* qui a été employé chez nos malades a été un traitement purement symptomatique ; on s'est préoccupé de parer à la diarrhée par les absorbants ; aux vomissements par la potion Rivière, la glace, etc. ; aux complications inflammatoires du côté de la plèvre et du péricarde, par une médication appropriée et ainsi pour toutes les autres complications. Du reste, dans tous les cas, on s'est préoccupé de restaurer les forces du malade à l'aide des toniques et des reconstituants. Le traitement antiseptique et le gavage ou alimentation forcée, qui pourtant ont donné de si bons résultats dans la phthisie européenne, n'ont jamais été employés dans les cas soumis à notre observation. Nous notons ici comme souvenir que, dans plusieurs cas, on essaya du chlorate de potasse, à la dose de 2 à 4 grammes par jour, pendant plusieurs jours, sans obtenir des résultats sensibles.

*Parallèle entre la phtisie européenne et la phthisie obser-
vée à Bogotá.* — Quoique notre phtisie, ainsi qu'on peut
le déduire de l'exposition que nous venons de faire, soit,
au fond, la même maladie que la phtisie européenne, il
y a pourtant, entre les deux variétés, quelques différences soit anatomiques, soit symptomatologiques dont il
nous a paru utile de présenter ici le résumé :

Au point de vue anatomo-pathologique, notre phtisie
diffère de la phthisie européenne en ce que les lésions tuberculeuses du poumon envahissent cet organe par grandes portions et se présentent fréquemment sous la forme
de grosses masses disséminées dans le tissu pulmonaire,
aussi bien dans les sommets que dans la partie moyenne
et inférieure, en sorte que la règle qui veut que les tubercules envahissent les poumons de haut en bas, perd
son caractère de généralité chez nos malades. Mais, s'il
est fréquent que les tubercules pulmonaires se présentent sous la forme que nous avons décrite, la présence de
granulations n'est pas si rare que le veut M. Gómez. Des
fois, on ne trouve que de petites granulations, soit dans
le sommet, soit dans la base de l'organe, ainsi que plusieurs de nos observations le font voir et il est très fréquent de trouver, en même temps que les gros tubercules, des granulations éparses dans le poumon. Dans ces
cas, notre phtisie, au point de vue de la forme des lésions,
ne diffère pas de la phtisie européenne.

Mais, ce qui caractérise surtout les lésions tuberculeuses chez nos malades, c'est leur évolution ultérieure. Tandis que, dans la phtisie européenne, les tubercules subissent la transformation caséeuse, le ramollissement et la

fusion qui engendre la formation des cavernes pulmonaires, ou bien passent par la dégénérescence crétacée ou
fibreuse qui aboutit à la guérison de la lésion, les tubercules, chez nous, apparaissent et subissent promptement
la dégénérescence graisseuse, paraissent s'arrêter dans
leur marche et n'arrivent qu'exceptionnellement au ramollissement et à la fusion ; la transformation crétacée n'a été
observée que très rarement et, quant à la transformation
fibreuse, elle n'a pas été rencontrée à Bogotá une seule
fois que nous sachions.

Nous devons appeler l'attention sur un autre fait important ; c'est la présence, presque constante, de l'emphysème vésiculaire dans les parties du poumon non envahies par les tubercules ainsi que la pigmentation et l'anémie du poumon. Cet état du poumon, ainsi que le fait
très justement remarquer M. Gómez (1), donne la mesure
de la faible vitalité de ces organes chez les individus dont
nous parlons, laquelle résulte elle-même d'une nutrition languissante de tout l'organisme. Ainsi, tant que les lésions
tuberculeuses n'existent point ou n'occupent point une
trop grande étendue du poumon, cet organe peut résister ; mais que les parties atteintes par les tubercules soient
plus étendues et alors les parties du poumon restées saines
et possédant une vitalité si faible, forcées de faire un travail plus considérable pour arriver à donner à l'économie
la quantité d'oxygène nécessaire, deviennent le siège d'un
emphysème vésiculaire qui les envahit rapidement ; et
cela est dû, autant au défaut de résistance du tissu pulmonaire qu'à la dilatation forcée des vésicules.

1. *Op. cit. In Rev. méd.*, n° 115, pages 673 et 674.

La faible vitalité des tissus nous explique aussi l'absence de réaction pendant tout le cours de l'évolution tuberculeuse; de là l'état d'intégrité habituel de la muqueuse de l'arbre respiratoire et l'absence de certains symptômes fonctionnels dont nous parlons plus bas.

Les lésions du côté du tube digestif et des ganglions mésentériques présentent aussi quelques chose de caractéristique chez nos malades. De bonne heure, la muqueuse digestive présente des exulcérations et des granulations tuberculeuses qui évoluent promptement et qui, différents des tubercules pulmonaires, subissent le ramollissement et la fusion et donnent lieu à la formation d'ulcérations. Les tissus qui les entourent demeurent insensibles à leur développement et, ainsi qu'il arrive pour le poumon, on n'y découvre, aucune trace d'un travail de réaction qui puisse aboutir à la guérison de la lésion. La fréquence, la constance même de l'infection des ganglions mésentériques, même dans les cas où l'on ne découvre dans la muqueuse du tube digestif qu'un certain état de congestion et de légères exulcérations, doivent aussi être remarquées ; non qu'elles soient absolument spéciales à notre phtisie puisqu'on les rencontre aussi dans la phtisie européenne, mais parce que, étant donné le genre d'alimentation des individus dont nous nous occupons et qui, avons-nous dit, mangent souvent des viandes et des viscères tuberculeux à peine soumis à une coction imparfaite, il pourrait être invoqué comme une preuve de l'infection tuberculeuse par la voie digestive.

L'indifférence des tissus en présence du développement

des tubercules n'est pas propre au poumon elle s'étend
à tous les organes où les lésions tuberculeuses peuvent
se développer en même temps que dans celui-ci, membranes séreuses, foie, rate, etc. Les travaux de congestion, de fluxion, d'inflammation que l'on est habitué à
rencontrer autour des lésions tuberculeuses n'existent
point ici et les tissus restent impassibles devant le développement de telles lésions (Gómez).

Au point de vue symptomatologique, les différences
entre notre phtisie et la phtisie européenne ne sont pas
moins saisissantes ; certains signes se font remarquer par
leur rareté ou leur absence : tels la fièvre, les sueurs
nocturnes, la toux, l'exagération des sécrétions trachéales
et bronchiques, les névralgies, les hémoptysies et les
autres hémorrhagies. Quelle peut être la cause de ces
différences ? Ainsi que M. Gómez, nous pensons qu'elle
réside dans l'état languissant de la nutrition de tous les
tissus, consécutif à une réparation incomplète par alimentation et oxygénation insuffisantes. Cet état fait des
individus en question « des êtres d'une constitution affai-
« blie ayant, une vigueur vitale imparfaite et une orga-
« nisation du plus mauvais aloi (1) ».

Les deux variétés diffèrent aussi un peu quant à leur
marche ; l'évolution des symptômes permet de décrire
trois périodes dans la tuberculose pulmonaire européenne
et cette division est impossible à établir dans la phtisie
du Plateau dans le cours de laquelle on ne pourrait, à
la rigueur, établir que deux époques : la première carac-

____

1. *Op. cit. in Rev. méd.*, n. 115, page 666.

térisée par la présence de symptômes peu importants de dyspepsie, de faiblesse et par l'apparition de l'amaigrissement ; la deuxième, par le refroidissement et divers signes physiques et symptômes fonctionnels que nous avons étudié en détail ; nous n'y reviendrons plus.

OBSERVATION I (personnelle)

Lésions tuberculeuses dans les poumons, les plèvres et les ganglions mésentériques.

La nommée Luisa L..., naturelle de Bogotá (1), âgée de 16 ans, ouvrière piqueuse de bottines, entra à l'hôpital le 27 mai 1885 et y occupa le lit n° 8, dans le service de M. le professeur Gómez.

Antécédents. — La malade ne fournit aucun renseignement sur ce qui concerne sa famille. Son état de santé antérieur était satisfaisant malgré les mauvaises conditions hygiéniques et alimentaires dans lesquelles elle vivait. Il y a cinq mois, ayant pris un bain froid au moment où ses règles devaient venir, celles-ci ne parurent pas et, à la suite de cette suspension, la malade ressentit des frissons et un mouvement fébrile qui revenait tous les soirs. Cet état se continuant, la malade s'affaiblissait et maigrissait de jour en jour ; elle n'avait plus d'appétit et supportait très mal les aliments qui étaient rendus par vomissements aussitôt après leur ingestion sans avoir été nullement digérés ; en même temps une

1. Bogotá, grande ville de plus de 100,000 habitants, capitale de la République de Colombie, située sur le plateau qui porte son nom à une altitude de 2660 m. (de Humboldt) et avec une température moyenne de 15°. Voyez Pereira, *Les États-Unis de Colombie*, Paris, 1883, in-8°, p. 190.

diarrhée apparaissait, d'abord mélœnique, puis bilieuse, quelquefois lientérique. A ces symptômes du côté de l'appareil digestif, venaient s'ajouter de temps en temps des hémoptysies d'une abondance variable, sur l'époque d'apparition et sur la fréquence desquelles la malade ne fournit que des renseignements peu complets. La malade avait une toux sèche et courte.

État actuel. — La malade reste toujours au lit, la tête inclinée sur la poitrine, les membres fléchis et pelotonnée dans ses couvertures ; ses forces se trouvent dans un état très marqué de dépression ; elle se plaint de douleurs vagues partout, de céphalalgie et elle a toujours très froid.

A l'inspection, on voit que la malade est très maigre, très émaciée, la peau paraissant être appliquée directement sur les os dont toutes les saillies et dépressions sont nettement marquées à l'extérieur ; conjonctives bleuâtres, face pâle et amaigrie, muqueuse labiale décolorée ; thorax globuleux à base plus large que le sommet ; omoplates saillantes. La paroi abdominale est enfoncée et sur elle, ainsi que sur les parois du thorax, on voit des taches pourpres, irrégulirèes que l'on trouve aussi dans les extrémités (suffusions sanguines).

Langue blanchâtre présentant une petite ulcération en voie de cicatrisation sur le frein. Pas d'appétit ; l'ingestion des aliments est presque toujours suivie de vomissements. Diarrhée constante présentant quelquefois des gouttelettes de sang. Douleur dans la région épigastrique augmentant par la pression. A la palpation le ventre paraît normal. Le foie et la rate ne présentent rien d'anormal.

Mouvements respiratoires faibles et lents, haleine froide. Les vibrations thoraciques de la voix sont perçues dans toute l'étendue de la poitrine par la palpation de ces parois. La percussion rend un son normal en avant ; en arrière, on trouve une légère sub-matité à gauche et une matité marquée à droite vers la partie moyenne du poumon. A l'auscultation on trouve le murmure vésiculaire très affaibli ; respiration bronchique ; expiration prolongée; résonnance des bruits du cœur et de la voix dans tout le poumon. Les bruits du cœur sont normaux. Le pouls est lent, petit ; il bat 6 9 fois à la minute. Température 36°.

Traitement. — Lait.

28 mai. — Aucun changement n'est survenu dans l'état général. La température se maintient basse ; elle est aujourd'hui de 36° 5.

29 mai. — Décadence plus grande des forces.

Température, 35°,5 ; 67 pulsations par minute.

30 mai. — Mort.

Autopsie.— Poumons pâles, exsangues, présentant, surtout au sommet, un emphysème très marqué. Le poumon droit présentait des granulations dans son bord postérieur ; trois masses jaunes, arrondies, entourées de tissus sains, se trouvaient dans son lobe moyen, en arrière. Le poumon gauche était complétement adhérent à la paroi thoracique, au diaphragme et au péricarde ; il présentait aussi quelques petits tubercules dans son tissu.

Dans le mésentère, plusieurs masses tuberculeuses d'un gros volume. Le calibre de l'intestin grêle était rétréci dans plusieurs endroits ; on remarquait dans toute son étendue des suppressions ou extravasations sanguines et il y avait aussi un commencement d'altération des plaques de Peyer. Les autres organes ne présentaient aucune altération remarquable.

OBSERVATION II (M. H. Machado).

Tuberculose pulmonaire. — Pleurésie gauche avec épanchement. — Péricardite aiguë. — Lésions tuberculeuses dans les poumons et les plèvres et dans l'oreille moyenne.

Le nommé Samuel S..., originaire de Zipaquirà (1), célibataire,

1. Zipaquirà, ville de 8.500 habitants, située sur le Plateau de

maçon, entra à l'hôpital le 25 août 1885 et y occupa le lit n° 33, dans le service de M. Gómez.

Antécédents. — Le malade n'en fournit aucun, étant totalement sourd ; les personnes qui l'ont conduit à l'hôpital disent qu'il est malade depuis deux mois.

Etat actuel. — Décubitus latéral gauche. Corps amaigri. Peau très-pâle, surtout à la face. Muqueuses conjonctive, buccale et linguale très pâles aussi. Écoulement constant d'un liquide séro-purulent, jaunâtre, par le conduit auditif externe des deux côtés, se concrétant quelquefois dans la partie inférieure de la conque de l'oreille.

Langue nette et humide bien que le malade se plaigne toujours de la soif. L'examen de l'abdomen ne révèle rien d'anormal. Diarrhée.

En faisant asseoir le malade, on réveille une forte douleur s'étendant de la partie antérieure vers la partie postérieure de la poitrine ; en même temps se présente une toux sèche, quinteuse qui augmente encore les douleurs thoraciques et qui arrache des plaintes au malade. Pendant les mouvements respiratoires, on remarque une dépression plus considérable des espaces intercostaux à droite. La demi-circonférence du thorax, mesurée au même niveau des deux côtés, donne une différence de 3 centimètres en plus du côté droit.

A la percussion, les régions postérieure et latérale axillaire du poumon gauche donnent un son mat ; la même matité existe dans les deux tiers inférieurs de la région antérieure du même côté ; en haut, la sonorité normale est remplacée par de la sous-matité ; sonorité normale à droite, excepté vers le sommet où l'on trouve de la sous-matité de même que vers la base en arrière. Les

Bogota à une altitude de 2630 mètres (Reiss et Stübel), et d'une température moyenne de 14°. Voyez Esguerra, *Diccionario geográfico de los Estados Unidos de Colombia.* Bogota, 1879, in-8°, p. 59.

vibrations thoraciques de la voix, examinées à la *palpation*, sont nulles au niveau des parties mates du poumon gauche et très légères à la partie supérieure et antérieure du même poumon, où il y a aussi de la submatité ; à droite, elles sont normales, excepté vers la base, en arrière, et vers le sommet où elles sont quelque peu plus sensibles qu'ailleurs dans le même poumon.

L'auscultation fournit les résultats suivants : à gauche en arrière, on ne perçoit pas le murmure vésiculaire et vers le sommet, on distingue des frottements pleuraux bien marqués à l'inspiration et à l'expiration ; la même absence de murmure vésiculaire se présente en avant dans les deux tiers inférieurs du poumon ; dans le tiers supérieur (espace claviculaire) on entend une respiration soufflant aux deux temps ; à droite, la respiration est soufflante au sommet et à la base dans le reste du poumon, le murmure vésiculaire est facilement perçu, mais la respiration se rapproche du type puéril ; elle est du reste très fréquente puisqu'on en compte trente mouvements complets à la minute. L'auscultation de la voix fait voir que celle-ci ne se transmet presque pas au niveau des parties mates du poumon gauche ; la résonnance est un peu augmentée au contraire dans l'espace sous-claviculaire gauche ; à droite, la résonnance est normale, excepté vers la base, en arrière, où l'on trouve de la broncho-égophonie.

La position du cœur est difficile à déterminer étant donné que la matité générale de la région ne permet pas d'en établir les limites. A l'auscultation on trouve les bruits normaux quoiqu'un peu déplacés vers la droite ; leur fréquence est en rapport avec celle du pouls (96 pulsations à la minute) qui est dur et régulier.

Température axillaire : 39°,3.

Traitement. — Un purgatif salin (30 grammes de sulfate de magnésie).

26 août. — L'état du malade est à peu près le même. Le pur-

gatif, sans augmenter le nombre des évacuations alvines (4 à 6 dans les 24 heures), les a rendues plus abondantes. Température, le matin, 38°,2 et le soir, 39°,2.

Traitement. — Teinture de digitale, 2 grammes ; eau de fleurs d'oranger, 200 grammes, à prendre par cuillerées. Badigeonnages, trois fois par jour, dans les parties antérieure et postérieure de la poitrine, avec de la teinture d'iode. Ventouses sèches.

27 août. — La toux toujours sèche est plus fréquente. Température du matin 37°,8 et du soir 39°,0. Pouls, le matin 92, et le soir 100.

Traitement. — Looch pectoral, 200 grammes ; kermès minéral, 1 gramme, à prendre par cuillerées. Le même traitement externe.

28 août. — Rien de changé dans l'état du malade qui, seulement, est encore plus faible. Température du matin 38° ; du soir, 39°.

Traitement. — Potion de Todd avec 30 grammes d'alcool, 200 grammes, extrait de quinquina 3 grammes, à prendre par cuillerées. Le même traitement externe.

29 août. —Température du matin 37°,8 ; du soir, 39°,1. Même traitement.

30 août. — Les douleurs thoraciques ont augmenté à tel point que le malade ne peut pas se mouvoir sans de grandes souffrances. —Température du matin, 38° ; du soir 39°,4. Même traitement interne qu'hier ; à l'extérieur, 4 ventouses scarifiées dont deux à la partie antérieure et deux à la partie postérieure de la poitrine.

31 août. — Les symptômes douloureux persistent ; le malade est inquiet, anxieux et se sent très oppressé pour respirer. Température du matin, 39° ; du soir, 40° 2. Pouls, 120, matin et soir.

Traitement. — Potion de Todd avec 30 grammes d'alcool, 200 grammes ; teinture de digitale, 2 grammes ; extrait de quinquina,

3 grammes, à prendre par cuillerées. Quatre ventouses scarifiées comme hier.

1er septembre. — Les bruits du cœur sont moins perceptibles et ils sont voilés par l'existence d'un nouveau bruit qui a tous les caractères des bruits de frottement péricardiques, s'entendant surtout pendant la diastole, mais apparaissant aussi dans la méso-systole. Le pouls, toujours rapide (120 pulsations à la minute), est devenu irrégulier. Température du matin 39°; du soir, 40°.

Traitement. — Teinture de digitale, 2 grammes, eau de fleurs d'oranger 200 grammes, à prendre par cuillerées. Pour boisson ordinaire, infusion de bois de génévrier, 300 grammes additionnés de 6 grammes d'acétate de potasse. A l'extérieur, un vésicatoire dans la région précordiale; sinapismes dans la région thoracique postérieure.

2 septembre. — Le pouls, toujours irrégulier, est devenu parfois intermittent; il bat 120 fois à la minute. Température; le matin, 38°,9 ; le soir, 39°9.

Traitement. — Les mêmes cuillerées qu'hier; pansement du vésicatoire avec de la pommade épispastique.

3 septembre. — Température du matin 38°3 du soir, 39°. Le même traitement qu'hier.

4 septembre. — La température continue à descendre; elle est aujourd'hui de 38° le matin et de 38°,9, le soir. La fréquence du pouls est moindre aussi puisqu'il bat 110 fois par minute, mais il est encore irrégulier.

Traitement. — Potion de Todd avec 30 grammes d'alcool, 200 grammes, extrait de quinquina 3 grammes, à prendre par cuillerées; de la tisane de chiendent additionnée de 3 grammes d'acétate de potasse pour boisson. Pansement du vésicatoire avec du cérat simple; sinapismes sur les régions antérieure et postérieure de la poitrine.

5 septembre. — Les frottements péricardiques s'entendent en-

core. Température du matin 38° ; du soir, 38°,9. Le même traitement.

6 septembre. — Température du matin 38° ; du soir, 38°,9. Pouls, 110 pulsations par minute. Même traitement.

7, 8, 9 et 10 septembre. — Aucun changement n'est survenu dans l'état du malade. La température s'est maintenue dans les mêmes limites que les deux jours précédents. Traitement. Potion de Todd avec 30 grammes d'alcool, 200 grammes ; teinture de digitale, 25 gouttes ; extrait de quinquina, 3 grammes, à prendre par cuillerées ; même tisane. Pansement du vésicatoire au cérat simple.

11, 12, 13 septembre. — Il n'y a pas d'amélioration, soit dans l'état général soit dans les symptômes locaux. La toux est plus fréquente, la diarrhée plus abondante. Les températures du matin se sont maintenues à 38°, celles du soir ont baissé d'un dixième de degré, 38°, 8.

Traitement. — La même potion qu'hier, sauf que la teinture de digitale a été remplacée par de la teinture d'opium (2 grammes); caféïne 30 centigrammes ; excipient Q. S. pour faire 6 pillules. Ventouses sèches sur la poitrine.

14 et 15 septembre. — La température du soir continue à descendre ; elle a été le 14 de 38°,7 et le 15, de 38°,6 ; celle du matin a été de 38° le 14 et de 37°,9 le 15. Même traitement.

16 septembre. — Les diurétiques n'ayant pas fait diminuer l'épanchement pleurétique et les parois thoraciques commençant à devenir œdémateuses, on pratiqua la thoracenthèse avec l'appareil de M. Potain. On retira ainsi plus de 3 litres (1) d'un liquide jaunâtre, transparent, n'ayant pas de grumeaux en suspension et donnant un précipité abondant par l'acide nitrique. Pendant l'o-

1. Cette quantité de liquide est peut être exagérée, mais elle est clairement fixée ainsi dans l'original de M. Machado que nous avons sous les yeux.

pération, le malade eut de forts accès de toux suivis d'une expectoration abondante, transparente. Température du matin 37°,9 ; du soir, 38°,5.

Traitement. — Potion de Todd avec 30 grammes d'alcool, 200 grammes ; extrait de quinquina, 3 grammes, à prendre par cuillerées ; même tisane. Sinapismes sur les parties antérieure et postérieure de la poitrine.

17, 18, 19 et 20 septembre. — Par la percussion du thorax, du côté malade, on obtient un son plus clair qu'auparavant, mais non encore normal. Le murmure vésiculaire, quoique très faible se perçoit dans quelques points où on ne l'entendait pas naguère ; dans d'autres, il est remplacé par des frottements pleuraux assez étendu. Le pouls, encore irrégulier, est plus fort et n'est plus intermittent. La température a oscillé ainsi : le 17 au matin 37°,7, au soir 38°,4 ; le 18 au matin 37°,6, au soir 38°,3 ; le 19 au matin 37°,5, au soir 38°,2 ; le 20 au matin 37°,2 et le soir 37°,7.

Traitement. — Vin de madère, 200 grammes ; extrait de quinquina 3 grammes ; teinture de cannelle 5 grammes ; potion gommeuse 50 grammes, à prendre par cuillerées. Sinapismes.

21, 25 septembre. — Depuis le 21, l'épanchement a commencé à se reproduire. Les frottements pleurétiques persistent encore dans quelques points. Toute la moitié inférieure du poumon rend un son mat à la percussion. Les frottements péricardiques ne s'entendent plus, mais, en échange, on commence à percevoir un bruit de souffle au premier temps avec maximum d'intensité à la base et correspondant à l'orifice aortique. La température a remonté un peu. Le pouls a les mêmes caractères qu'auparavant. Le malade est très affaibli.

Traitement. — Vin rouge, 250 grammes ; extrait de quinquina 4 grammes ; teinture de cannelle, 4 grammes ; sirop d'écorces d'oranges 30 grammes, à prendre par cuillerées. Tisane de chiendent avec 3 grammes d'acétate de potasse pour boisson ordinaire. Sinapismes.

26 septembre au 1ᵉʳ octobre. — L'état du malade continue à être le même. Le traitement a été modifié comme suit: vin de Xérès , 60 grammes ; extrait de quinquina, 3 grammes ; cognac 20 grammes ; potion gommeuse 200 grammes à prendre par cuil_lerées ; même tisane.

2-5 octobre. — L'état du malade est de plus en plus alarmant; la faiblesse est considérable ; la diarrhée persiste. Le pouls est faible. La température est voisine de la normale et oscille entre 37° et 37°,5. La mort est survenue le 5 octobre, dans l'après midi.

Autopsie. — La cavité thoracique ouverte on trouva la cavité pleurale droite occupée, dans sa partie inférieure, par une certaine quantité (100 grammes à peu près) d'un liquide transparent, vert-jaunâtre; la plèvre du reste, était saine et ne présentait pas d'adhérences. A gauche, la plèvre viscérale était adhérente à la paroi antérieure du thorax et au tiers supérieur de sa paroi postérieure, de même que dans le sommet; la plèvre médiastine adhérait aussi au péricarde. Le reste de la cavité était occupé par un liquide d'apparence semblable à celui trouvé à droite. Les fausses membranes qui unissaient la plèvre pariétale à la plèvre viscérale étaient peu résistantes en avant et sur les côtés ; mais en arrière et surtout en haut, elles étaient épaisses, résistantes et ne permettaient pas la séparation du poumon des parois thoraciques sans déchirement du tissu pulmonaire. Le sommet du poumon présentait de nombreux tubercules, ramollis et fusionnés et il y avait là une caverne en voie de formation. Il y avait aussi des tubercules en voie de ramollissement sur le tiers moyen du poumon; mais là, ils étaient moins nombreux qu'au sommet et isolés. Le poumon droit, dans ses deux tiers supérieurs, présentait aussi des tubercules isolés et en voie de ramollissement.

Le péricarde était distendu, mais ne renfermait qu'une petite quantité d'un liquide sanguinolent qui présentait des grumeaux rougeâtres en suspension. Un dépôt fibrineux s'était formé sur les deux feuillets de la séreuse, épais d'un centimètre. Ce dépôt rougeâtre et formé de fibrilles qui, se croisant en tous sens formaient des aréoles irrégulières, cachait complètement le tissu du cœur et sur lui les sillons interventriculaire et auriculo-ventriculaire, étaient à peine marqués par de légères dépressions.

L'oreille moyenne, des deux côtés, était remplie d'une masse caséeuse d'apparence tuberculeuse. Les parois osseuses ne présentaient pas d'altération.

Les organes de la cavité abdominale étaient sains ; seul, l'intestin grêle était d'une couleur un peu foncée et son calibre était rétréci dans plusieurs endroits. Les ganglions mésentériques étaient sains.

OBSERVATION III (M. Abadía).

Lésions tuberculeuses dans l'intestin grêle et le rectum, les ganglions mésentériques et les poumons.

La nommée María C..., âgée de 25 ans, originaire de Chiquinquirá (1), célibataire, domestique, occupa le lit n° 25, du service de M. Gómoz, à l'hôpital de San-Juan-de-Dios, le 7 juin 1885.

Antécédents. — Mauvaise alimentation ordinaire et régime hygiénique déplorable. Il y a 4 mois, elle arriva à Bogota où elle s'engagea comme domestique. Le 14 avril dernier, la malade reçut une forte averse qui mouilla totalement ses vêtements qu'elle laissa sécher sur elle. Dix jours après et sans cause immédiate appréciable, elle éprouva un fort frisson qui fut suivi d'une fièvre de courte durée non suivie de sueur. La fièvre passée, la

1. Chiquinquirá, ville du département de Boyacá, en Colombie, située à une altitude de 2560 mètres (Reiss et Stübel) et avec une température moyenne de 17°. Voyez Esguerra, *Loc. cit.*, pag. 84.

malade n'était pourtant pas bien ; elle remarquait que ses membres, inférieurs et supérieurs, devenaient douloureux ; que ses pieds augmentaient de volume et conservaient l'impression du doigt ; que la marche, autrefois si facile pour elle, devenait à tel point difficile qu'elle s'est vue contrainte à garder le lit. En même temps apparaissait une douleur épigastrique avec des irradiations vers les hypocondres et vers la région ombilicale. A la suite de cette douleur se présenta une diarrhée en déjections jaune pâle avec du mucus en suspension. Dans cet état, la malade entra à l'hôpital.

État actuel. — Décubitus dorsal d'habitude ; grande sensibilité au froid. Physionomie peu animée, mais n'indiquant pas la souffrance. Amaigrissement prononcé ; peau sèche et terreuse ; cheveux fins et soyeux ; regard triste et indifférent à tout ce qui l'entoure ; voix lente ; paresse pour parler et se mouvoir ; narines pulvérulentes ; muqueuses labiale et nasale pâles ; conjonctives bleuâtres. La malade sourit toujours et ne se plaint jamais de rien. Dents blanches translucides ; langue rose et humide ; bouche amère ; anorexie, soif fréquente. L'absorption des liquides est suivie de vomissements muqueux. Aucune sensation désagréable dans l'estomac ni dans les intestins. Trois à cinq selles par jour, de consistance liquide jaune-pâle avec de légères stries sanguinolentes et quelques mucosités.

Le pouls est petit, filiforme. Bruits du cœur profonds et sourds, mais aucun bruit anormal ou surajouté. Température normale pendant le cours de la maladie.

Thorax conique, à forme osseuse comme le reste du corps, d'une circonférence supérieure de 66 centimètres, la mammaire étant de 73 centimètres 5 et l'inférieure de 70 centimètres ; diamètre vertical 29 centimètres ; 16 mouvements respiratoires complets à la minute. Air expiré un peu froid. Absence de toux.

A la percussion, on trouve une zone de submatité au niveau des régions sus et sous-épineuse des deux côtés, mais plus marquée à gauche. La voix se propage bien et également des deux côtés. A l'auscultation, on n'entend presque pas le murmure vésiculaire on entend bien l'inspiration,mais non pas l'expiration.La voix résonne bien dans les deux sommets, mais non pas dans les deux bases où elle est un peu sourde. La toux ne présente aucune particularité ; elle fait seulement percevoir plus clairement le murmure vésiculaire.

L'inspection de la région précordiale ne révèle rien d'anormal. A la percussion, le cœur paraît diminué de volume.

La paroi abdominale est déprimée ; les muscles droits un peu saillants. A la palpation, l'abdomen est dur et indolent; à la percussion, il donne une résistance élastique. Les fonctions génito-urinaires s'accomplissent bien.

Marche et traitement. — 7 juin. — On se préoccupe de combattre la diarrhée et on donne à la malade la préparation suivante : perchlorure de fer, 6 gouttes ; eau sucrée 120 grammes, à prendre par cuillerées à soupe.

8 juin. — La même quantité de perchlorure pour 100 grammes d'eau sucrée à prendre par petits verres dans la journée.

9 juin. — La diarrhée commence à céder, mais l'état général est le même. Même traitement.

10 — 19 juin. — On augmente progressivement la dose de perchlorure jusqu'à 14 gouttes pour 120 grammes de potion gommeuse. Les selles deviennent moins fréquentes et moins liquides.

20 juin. — L'état général est assez inquiétant. Il y a eu deux selles molles. Même traitement.

26 juin. — Les extrémités sont froides ; la température baisse elle est de 36°,7 ; le pouls bat 120 fois à la minute. Aucune selle.

Traitement. — Alcool, 30 grammes; infusion de thé, 120 grammes; teinture de cannelle, 8 grammes ; sirop de citron 20 grammes, à prendre par cuillerées à soupe.

27 — 29 juin. — Aucune amélioration ; même traitement.

30 juin, 1er et 2 juillet. — La faiblesse augmente ; la malade se refroidit de plus en plus.

Traitement. — Eau-de-vie de cognac, 30 grammes ; infusion de thé 80 grammes ; teinture de cannelle, 4 grammes, à prendre par petits verres dans la journée.

3 juillet. — Mort.

Autopsie. — Rien d'anormal dans la bouche ni dans l'œsophage. Estomac diminué de volume, à tunique muqueuse épaissie et ardoisée. Vers la fin de l'intestin grêle on trouve quelques ulcérations dirigées dans le sens transversal, disséminées et en voie de réparation. Les ganglions mésentériques se trouvent en état de dégénérescence caséeuse. Le grand épiploon présente quelques granulations tuberculeuses. Rein petit et blanc. Les autres organes de la cavité abdominale sont sains.

Le cœur est normal. Les poumons sont envahis vers les sommets par de nombreuses et grosses granulations tuberculeuses dont la plupart sont à l'état caséeux ; parmi elles, il y en a de grosses comme une petite noix, isolées les unes des autres, et existant dans les deux poumons. Aucune lésion méningée ni cérébrale.

OBSERVATION IV (A. Garcés)

Lésions tuberculeuses dans les poumons, les plèvres, les reins, la vessie, la prostate, les testicules, le mésenthère et les intestins.

Le nommé N. B..., originaire de Zipaquirá (1), âgé de 35 ans, emballeur, entra à l'hôpital (service de M. Gómez) le 5 février 1884.

Cet individu, d'une constitution assez robuste, ayant des muscles bien développés, ne présente, parmi ses antécédents, rien de particulier à noter.

1. Voyez observation II (Note).

État actuel. — Le malade est affaibli. Les muqueuses apparentes sont pâles. Il y a œdème généralisé. L'urine est peu abondante, mais elle ne donne pas les réactions de l'albumine. Il y a de l'amblyopie. La respiration est difficile, orthopnéique. A l'auscultation, on perçoit des râles muqueux des deux côtés de la poitrine. Le malade présente une hydrocèle du côté gauche; les deux testicules sont durs. Après 4 jours de permanence à l'hôpital, le malade est mort.

Autopsie. Cavité crânienne. — OEdème sous-arachnoïdien; épanchement séreux assez abondant dans les ventricules latéraux; le cerveau présente à la coupe une résistance assez élastique et un peu dure. *Cavité thoracique.* Quelques adhérences pleurales. Épanchement abondant d'un liquide verdâtre. Les poumons sont splénisés à la base et peu crépitants; ils sont semés surtout vers les sommets, d'innombrables granulations miliaires, parmi lesquelles il y en a de sous-pleurales et de péri-vasculaires. Vers la partie moyenne et postérieure du poumon droit, plusieurs granulations se sont réunies ensemble et ont formé deux masses grosses comme une noisette et qui commencent à subir la dégénérescence graisseuse. Épanchement séreux abondant dans le péricarde dont le feuillet viscéral est un peu rugueux. Muscle cardiaque surchargé de graisse. Coagulums fibrineux dans les deux cavités. *Cavité abdominale.* Foie volumineux, d'une résistance molle, à surface tachée jaune blanchâtre, granuleuse, et en état de dégénérescence graisseuse. Vésicule biliaire dilatée et remplie d'une bile verte sombre, pulvérulente. Rate d'un volume double de l'ordinaire et d'un poids de 220 grammes, très molle. Rein gauche blanchâtre, présentant des tubercules périphériques. Dans le rein droit on trouve cinq masses tuberculeuses, ramollies, formant des cavernes ouvertes dans les calices. La vessie présente des parois hypertrophiées et des ulcérations tuberculeuses dans le fond et dans la paroi inférieure. Tubercules dans la prostate, le mésentère, les intestins. Le liquide de l'hydrocèle est clair ; les deux testicules sont en état de dégénérescence caséeuse. Les ganglions inguinaux sont aussi tuberculeux.

OBSERVATION V (M. J.-J. Restrepo).

Tuberculose pulmonaire ; lésions tuberculeuses dans les méninges, les plèvres, l'intestin grêle, les ganglions mésentériques, le foie, la rate et les reins.

La nommée Maria N..., originaire de Bogota (1), âgée de 15 ans, domestique, occupa le lit n° 52, du service de M. Coronado, à l'hôpital, le 17 septembre 1884.

Antécédents. — La malade a eu dernièrement la rougeole qui régnait, alors épidémiquement, à Bogotá. Elle a été très mal soignée pendant sa maladie, à tel point qu'elle est restée une fois pendant deux jours sans prendre aucun aliment et ne buvant que de l'eau. Ainsi, elle s'est trouvée très amaigrie et ayant encore la fièvre qui persistait et était accompagnée de sueurs abondantes de la tête, la poitrine et les extrémités ; l'appétit ne revenait pas et la bouche était toujours amère. Pendant quelques jours, elle eut une toux fréquente accompagnée d'une expectoration abondante ; mais ces phénomènes disparurent bientôt. Cependant, sa santé n'était pas bonne et, à bout de forces, elle est tombée dans la rue où elle est restée un jour et deux nuits, jusqu'à ce qu'on la relevât pour la conduire chez elle, le 15 septembre, d'où on la transporta à l'hôpital, pour l'y faire admettre, le 17.

État actuel. — Etat général mauvais ; amaigrissement considérable ; expression de souffrance dans les traits. Céphalalgie frontale depuis quelques jours ; intelligence intacte. En la faisant

1. Voyez observation 1, note.

marchér, on voit qu'elle est très-faible mais que la marche est normale. Fuliginosités des dents ; muqueuse pharyngée très rouge ; diarrhée modérée. Toux presque constante, parfois sèche d'autres fois humide ; expectoration muqueuse, poisseuse, très abondante, d'une couleur plombée le matin, blanchâtre après. Thorax amaigri, à espaces intercostaux très apparents. Vibrations thoraciques de la voix et de la toux très nettes dans toute la poitrine. La percussion donne de la sub-matité partout, excepté vers les deux sommets où le son est plus clair. Râles sous crépitants et muqueux très abondants se déplaçant par la toux. Léger souffle au niveau des deux grosses bronches. La voix est faible, presque éteinte. Écoulement glaireux, fétide par la vulve ayant produit de l'intertrigo inguinal et inguino-crural. Pouls petit, régulier, battant 124 fois à la minute. Cœur petit à la percussion ; bruits normaux. Souffles dans les grosses artères. Température : 40°,2.

Marche et traitement. — 17 septembre. On ordonne la diète lactée et on donne 50 centigrammes de sulfate de quinine.

18 septembre. — La température qui était descendue dans l'après-midi d'hier à 38°,6, était ce matin de 39°,2 et l'après-midi de 40°,2. Pouls, 120 puls. à la minute. Respiration, 36 mouvements complets ; hier, il n'y en avait que 28. On remplace la quinine par l'acide salicylique à la dose de 50 centigrammes par jour, pris le matin.

19 septembre. — L'état général est mauvais. Température, 38°,5. Pouls faible, battant 140 fois. Respiration 36. Température du soir 39°,8.

20 septembre. — Température 39°,5, le matin et 40°,1, le soir ; diarrhée abondante ; toux sèche ; dyspnée.

21 et 22 septembre. — Rien de nouveau. Température du matin, 38,°5 ; du soir, 39° dans les deux jours. Même traitement.

23 septembre. — Expectoration facile, sanguinolente. Râles

muqueux fins dans les deux poumons vers la partie moyenne. Température 38°,6, le matin et 38°,3, le soir.

Traitement. — On adoucit la diète lactée en permettant un peu de potage et on commence à donner une potion alcoolique ainsi composée : eau-de-vie de cognac, 50 grammes ; infusion de thé, 120 grammes ; teinture de cannelle, 4 grammes ; extrait de quinquina, 2 grammes ; sirop de citron, 20 grammes, à prendre par cuillerées à bouche.

24 septembre. — La diarrhée est moins abondante. Crachats épais, blanchâtres. Râles crépitants dans le poumon gauche. Douleurs dans la région précordiale. Température du matin, 39°,4 ; du soir, 39°. On continue le même traitement et on prescrit un vésicatoire sur le point douloureux.

25 septembre. — La douleur précordiale persiste ; la région est mate à la percussion. Râles vagues, muqueux. Température, 39°, le matin et 38°,8 le soir.

26 septembre. — Oppression et matité précordiales. Bruits du cœur profonds. Respiration dyspnéique ; 40 inspirations par minute. Température 39°,2, le matin et 39° le soir.

27 septembre. — Adynamie profonde, soif intarissable. Température 39°,5, le matin et 40°,1, le soir. Même traitement ; on revient aux cachets de 50 centigrammes d'acide salycilique.

28 septembre. — L'oppression est moindre : respiration courte, irrégulière. Bruits de frottement dans les plèvres. Pouls filiforme. Température, 39°,3, le matin et 39°,9 le soir.

29 septembre. — Température, 39°,2 le matin et 40°,1, le soir.

30 septembre. — Température, 39°, le matin et 39°, le soir.

1er octobre. — Matité et absence des bruits respiratoires dans la base des deux poumons. Expectoration nulle. Température, 38°,3. le matin et 39°,8 le soir.

2 octobre. — L'adynamie persiste. Diarrhée abondante. Soif

intense. Sueurs générales. Température, 38°,7, le matin et 39°,5, le soir.

3 octobre. — Température, 38°,6, le matin et 39°, le soir. Nul changement.

4 octobre. — Température, 38°,3. le matin et 39°,8, le soir.

5 octobre. — Coma. Evacuations alvines involontaires. Pouls irrégulier, battant 160 fois ; 60 inspirations par minute. Température, 38°,2, le matin et 38°,5, le soir.

6 octobre. — Subdélire. Augmentation de la matité précordiale. Température, 38°,2, le matin et 37°,4, le soir.

7 octobre. — Sueurs froides abondantes. Fuliginosités aux gencives. Respiration anxieuse. Température 39° le matin, et 38° le soir.

8 octobre. — État général très alarmant. Pouls presqu'imperceptible dans la radiale. Battements du cœur irréguliers ; bruits cardiaques profonds. Adynamie profonde. Température du matin 40°. Mort dans l'après-midi. Au moment de la mort, le thermomètre *a maxima* marquait sous l'aisselle 40°,4.

Autopsie. — Rougeur prononcée dans le pharynx. Quelques ulcérations, dont la nature ne fut pas déterminée, dans l'intestin grêle. Cinq hémorrhoïdes internes en paquet. Les ganglions mésentériques étaient gros et caséeux. A la face supérieure du foie, la capsule de Glisson était farcie de tubercules milliaires ; à la face inférieure, on voyait le hile envahi tout à fait par de grosses masses tuberculeuses. La rate présentait trois gros tubercules dans son parenchyme. A droite, le hile du rein présentait deux masses tuberculeuses ; à gauche, le parenchyme de l'organe présentait plusieurs granulations tuberculeuses ; la capsule en présentait aussi, et parmi elles un groupe situé sur une dilatation des étoiles de Verreyen, sorte de varices capsulaires produites sans doute par compression. Les organes génitaux internes étaient sains. Le vagin présentait les lésions d'une vaginite chronique.

Les deux cavités pleurales étaient envahies par un épanchement séro-purulent, plus abondant à droite ; il y avait des brides des deux côtés, et quelques granulations tuberculeuses disséminées. Les ganglions bronchiques étaient gros, tuberculeux. Le poumon droit était farci de tubercules dont la plupart étaient petits ; vers sa partie moyenne et latérale, il y en avait un assez gros du volume d'une noisette, jaunâtre, entouré de tissu pulmonaire emphysémateux. Les tubercules sont abondants aussi dans le poumon gauche, sur la surface et dans le parenchyme ; ils sont plus gros qu'à droite ; dans son lobe inférieur, près du bord antérieur il y en avait quatre plus gros encore, jaunâtres, entourant une caverne pleine de pus. La cavité péricardique était pleine d'un liquide opaque ; le feuillet pariétal de la séreuse présentait quelques granulations tuberculeuses. Le cœur petit, présentait à sa surface deux plaques laiteuses ; il se trouvait en diastole, ces deux cavités étaient pleines et, dans le ventricule gauche, se trouvait un gros caillot sanguin, passif, dont le noyau était formé par un petit caillot fibrineux.

Dans les méninges, on trouvait aussi des granulations tuberculeuses répandues dans toute l'étendue de la dure-mère.

Rien dans les grosses articulations.

OBSERVATION VI (Dr A. Garcés).

Tuberculose généralisée.

La nommée Juana N..., âgée de 20 ans, originaire de Sopó (1), entra à l'hôpital, le 8 septembre 1884, pour s'y faire soigner

---

1. Sopó, petite ville du Plateau de Bogota, située à une altitude de 2580 m. (Hettner) avec une température moyenne de 13° ; 3074 habitants. Voyez Esguerra, *loc. cit.*, page 236.

d'une attaque cérébrale survenue après la rougeole. La malade est d'une constitution assez robuste. •

État actuel. — Décubitus dorsal. Impossibilité de s'asseoir. La malade parle avec une grande difficulté sans desserrer les dents. Elle délire et crie. Les membres présentent une tonicité normale. La miction se fait normalement ; mais les selles sont suspendues. Elle prend difficilement les médicaments et les aliments. Le pouls bat 96 fois à la minute et il est régulier. La température est normale. La peau est sèche. Le regard est hébété, extatique. Il y a de l'hyperesthésie.

Le 11 septembre, la prostration est plus considérable. Les muscles sont en complet relâchement. Il y a perte absolue de connaissance. Les pupilles sont contractées. Il y a un peu de météorisme ; la respiration est stertoreuse ; le pouls est petit, très fréquent. Température 34°.

Mort au bout de 9 jours.

Autopsie. — *Cavité crânienne.* — Epanchement séreux abondant dans les méninges. Tubercules méningés. Petit kyste interventriculaire.

Cœur sain. Poumons et plèvres présentant de nombreuses granulations milliaires presque toutes superficielles. Adhérences pleurales postérieures.

Abdomen. — Péritoine diaphragmatique, périnéal et viscéral tuberculeux. Le foie et la rate farcis de tubercules. Granulations tuberculeuses dans les valvules conniventes de l'intestin grêle. Les autres organes ne présentaient pas de lésions tuberculeuses.

OBSERVATION VII (personnelle).

Tuberculose pulmonaire. Lésions tuberculeuses dans les poumons, les plèvres, les ganglions bronchiques et les ganglions mésentériques.

La nommée Teodora Rodríguez, âgée de 48 ans, originaire de

Guasca (1), domestique, entra à l'hôpital (service de M. Gómez, lit nº 40) le 19 mai 1886 et fût soumise à notre examen le 25.

Antécédents. — Cette femme, d'une santé assez satisfaisante antérieurement, était employée dans un établissement de fabrication de *chicha,* où les conditions hygiéniques laissaient beaucoup à désirer. D'après ce qu'elle raconte, il y aurait 14 ans qu'elle ne voit plus ses règles sans, pour cela, se trouver mal. Depuis trois mois, elle a une diarrhée abondante, verte, fréquente, sans ténesme, dont elle fait remonter l'origine à une chute qu'elle a faite. Elle n'a pas eu de toux.

État actuel. — Amaigrissement considérable, abattement, faiblesse. Teint ictérique de la peau et des conjonctives. Thorax globuleux; espaces intercostaux très marqués. Abdomen déprimé; légère douleur épigastrique à la pression. Langue sèche, saburrale; soif ardente; appétit presque nul. Évacuations alvines abondantes, jaunâtres, d'un aspect qui rappelle le lait cailleboté, fétides. L'abdomen est mat à la percussion.

La respiration est un peu dyspnéique et la malade exécute 26 inspirations par minute. La transmission de la voix à la palpation du thorax est parfaite et même exagérée. La percussion du thorax dénote une sonorité normale en haut; à la partie inférieure, en arrière et des deux côtés, le son est plus obscur; il y a de la sous-matité. A l'auscultation, la voix résonne bien; il y a de la bronchophonie en haut et en arrière du poumon gauche. Quelques râles muqueux fins dans les deux sommets, expiration prolongée. En bas, le murmure vésiculaire est très faible; on ne parvient à le percevoir qu'à la suite des efforts de toux et on y entend alors quelques craquements secs. Le poumon droit semble moins perméable que le poumon gauche.

1. Guasca, petite ville du département de Cundinamarca, en Colombie; 4.400 habitants, située à une altitude de 2.685 m. (Codazzi) et avec une température moyenne de 13°. Voyez Esguerra. *Loc. cit.,* page 109.

Le pouls est faible, petit, filiforme et donne 104 pulsations à la minute. Les bruits du cœur sont profonds, voilés. Température 36°,6.

Marche et traitement. — A l'arrivée de la malade à l'hôpital, on se préoccupa d'abord de combattre la diarrhée et on lui donna : craie préparée, 20 grammes; sirop d'écorce d'oranges, 60 grammes; sirop de menthe, 60 grammes ; teinture d'opium, 10 gouttes, à prendre par cuillerées à bouche. On continua ce traitement pendant 2 jours au bout desquels on le remplaça par cet autre : eau blanche de Sydenham, 300 grammes, à prendre par cuillerées à bouche. Le 24 mai, ces cuillerées furent remplacées par la potion suivante : extrait de quinquina, 4 grammes; potion gommeuse, 120 grammes, à prendre par cuillerées à bouche. Ce traitement fut continué jusqu'à la mort survenue le 28 mai.

26 mai. — La diarrhée est très abondante. Grande faiblesse et abattement. Pouls, 96 puls. le matin, et 102, le soir, température, 36°,1, le matin et 36°,4, le soir.

27 mai. — Grande faiblesse, voix éteinte. Regards sans expression. Le pouls est presque perdu dans la radiale et il a fallu le compter dans la temporale où il bat 96 fois à la minute. Les bruits du cœur sont très faibles. Température 35°,4. Le soir, la faiblesse avait augmenté. Pouls 88 puls. 80 respirations par minute.

28 mai. — L'état général est très-grave. La malade ne parle plus et se maintient dans le décubitus latéral droit. La respiration est faible, difficile, les mouvements inspiratoires sont au nombre de 18 par minute. Le pouls est plus sensible aujourd'hui à la radiale qu'il ne l'était hier et on en compte 96 battements à la minute. Température 36°,7. Le soir, décubitus dorsal. Yeux voilés. Respiration très difficultueuse, soupirante; 13 inspirations par minute. Pouls, à la temporale, 92. Température, 36°,6. Mort dans la nuit.

Autopsie. — Corps amaigri. Conjonctives ictériques.

Thorax. — Quelques granulations tuberculeuses dans les parties moyenne et inférieure de la plèvre pariétale, des deux côtés. Poumons pâles, exsangues, en partie adhérents à la plèvre diaphragmatique présentant quelques taches pigmentaires à leur surface. Granulations tuberculeuses à la base des deux poumons; en plus, on trouve encore, à gauche, deux grosses masses tuberculeuses du volume d'un œuf de pigeon, arrondies, jaunâtres, situées l'une, dans le bord inférieur vers la partie latérale, l'autre vers le milieu de la face inférieure du poumon. Un autre tubercule, crétacé, de la grosseur d'un pois, se trouve dans la scissure interlobaire du poumon gauche, en avant. Emphysème vésiculaire aux deux sommets. A la coupe le tissu pulmonaire est rose et présente, çà et là, des granulations tuberculeuses péri-vasculaires, petites, à divers degrés d'évolution. Les ganglions bronchiques sont grands, noirâtres, caséeux.

Le cœur est petit, pâle; ses orifices, un peu dilatés surtout à gauche où l'on peut faire passer trois doigts à travers l'orifice mitral, sont cependant bien fermés par les valvules Il n'y a pas de traces d'endocardite.

Abdomen. — Foie petit, d'une couleur ardoisée mais ne présentant pas de tubercules; la vésicule biliaire contient une certaine quantité de liquide, noir, poisseux. Rate petite, sans tubercules; pulpe splénique ramollie. Reins petits à peine congestionnés; la capsule s'en détache facilement. Pancréas normal. Utérus et ovaires sains. Dans l'intestin grêle, les 3 ou 4 dernières plaques de Peyer sont légèrement congestionnées. Les ganglions mésentériques sont infarctés, noirs, dans le mésentère on voit des granulations miliaires situées le long des vaisseaux. Gros intestin intact.

OBSERVATION VIII (personnelle).

Lésions tuberculeuses dans les poumons, le foie, la rate, le pancréas, les ganglions mésentériques et dans les capsules sus-rénales (dans ces dernières la nature des lésions observées est un peu douteuse).

La nommée Salvadora C..., âgée de 30 ans, originaire de Zipaquirá (1), domestique de profession, entra à l'hôpital le 22 mai 1886 et occupa le lit n° 17, dans le service de M. Gómez ; elle fut examinée par nous le 25.

Antécédents. — D'une santé assez bonne auparavant, cette femme, qui a eu deux enfants, a vu gonfler ses pieds depuis un mois sans en ressentir aucune incommodité Depuis 20 jours, au gonflement des pieds est venu s'ajouter une diarrhée accompagnée d'épreintes qui, persistant sans interruption, l'a affaiblie beaucoup et a produit un amaigrissement considérable. Depuis le commencement de la diarrhée, l'appétit est perdu.

Etat atcuel. — Amaigrissement très marqué de la face et des membres supérieurs. Membres inférieurs œdémateux ; l'œdème est mou et s'étend jusqu'au niveau des genoux ; il est plus marqué à gauche qu'à droite. Teint ictérique de la peau. Conjonctives bleuâtres. La malade, se grattant souvent, présente des cicatrices de blessures faites par les ongles ; il y a aussi des cicatrices d'acné. Pas de sueurs.

Le thorax est globuleux, aux espaces intercostaux très marqués. La palpation fait voir que la transmission des vibrations de la voix se fait mal, surtout à droite. La percussion donne un son clair dans les deux sommets ; le reste des poumons est moins sonore et, en bas, on remarque même de la matité. Le murmure

1. Voyez Observation II (Note).

vésiculaire est très faible dans toute l'étendue du poumon, surtout à la base où il est presque nul. On perçoit des râles secs aux sommets et quelques bruits de frottement pleural à la partie moyenne et postérieure. Les vibrations de la voix se transmettent assez bien à l'oreille à la partie supérieure et postérieure du poumon gauche ; à droite et vers la partie moyenne, on observe de la bronchophonie ; à la partie inférieure, les vibrations de la voix sont renforcées et se transmettent à l'oreille comme au travers d'un tissu solide, dense. Pas de toux.

L'abdomen est douloureux à la pression dans la région épigastrique. Il y a un peu de météorisme. L'appétit est nul, mais la soif est intense. La langue est humide, saburrale. Le foie est un peu petit ; son bord tranchant ne descend pas jusqu'au rebord costal ; il est un peu sensible à la pression. La rate est petite, douloureuse.

Les bruits du cœur sont un peu forts. Le pouls est faible, rapide ; il bat 88 fois à la minute. La température est de 36°, 9.

Marche et traitement. — L'indication la plus pressante étant de combattre la diarrhée, on administra à la malade la potion suivante qu'elle prit le 23 mai : décoction blanche de Sydenham, 200 grammes ; sous-nitrate de bismuth, 6 grammes ; poudre de Dower, 1 gramme, à prendre par cuillerées à soupe. Le 24, on donna : décoction blanche de Sydenham, 200 grammes ; phosphate de chaux, 10 grammes, à prendre par cuillerées à soupe.

26 mai, *matin.* — La malade a eu, pendant la nuit, deux vomissements d'une matière blanche. La diarrhée continue. Température, 36°,9. Pouls, 88 puls. *Soir.* — Les évacuations alvines, dont le nombre a augmenté, ne sont plus accompagnées d'épreintes. Le pouls très rapide, bat 128 fois à la minute. Même traitement qu'hier.

27 mai, *matin.* — La douleur épigastrique a diminué, mais les vomissements continuent. Température, 36°,9. Pouls, 86

puls. *Soir*. La malade se trouve un peu mieux. Température, 36°,9. Pouls, 84 puls. Respiration, 16. Même traitement.

28 mai *matin*. — La malade a eu des frissons vers trois heures du matin. La diarrhée continue à être abondante. Température 36°,7. Pouls, 84. Respiration, 17. *Soir*. Température, 37°,1. pouls, 92. Respiration, 20. Même traitement.

29 mai. Aucune amélioration. On remplace la potion par cette autre : décoction blanche de Sydenham, 200 grammes, phosphate de chaux, 10 grammes; poudre de Dower, 2 grammes, à prendre par cuillerées à soupe.

30 mai. — La malade est examinée seulement le matin. Aucun changement. Température, 35°,5. Même traitement.

31 mai. — La diarrhée continue, mais les vomissements ont disparu. L'œdème des jambes augmente. Température, 37°,5. Pouls, 88. Respiration 23°. *Soir*. Température 36°,5. Pouls 89°. Pulsations. Respiration, 14.

Traitement. — Décoction blanche de Sydenham, 200 grammes; phosphate de chaux, 10 grammes ; poudre de Dower, 1 gramme, à prendre par cuillerées à soupe.

1ᵉʳ juin, *matin*. — La diarrhée persiste, très abondante, Température 36°,3. Pouls, 106. Respiration, 18. *Soir*. Température, 37°,2. Pouls, 96. Respiration, 16.

Traitement. — On augmente de 100 grammes la quantité de décoction blanche de Sydenham.

2 juin. — La langue est sèche, couverte d'un enduit blanc, jaunâtre à la base. La température était le soir de 36°, 7. Pouls, 88. Respiration, 15. Même traitement.

3 juin *matin*. — Les évacuations alvines sont abondantes, très fréquentes, liquides, jaunes, accompagnées de ténesmes et d'épreintes. La langue est sèche, saburrale. La soif est vive. Température, 37°,3. Pouls 104. Respiration, 17. *Soir*. La diarrhée a cédé quelque peu. Température 36°,6. Pouls, 96. Respiration. 22. Même traitement

4 juin. — On ramène la dose de décoction blanche à 200 gram
mes et on élève celle de la poudre de Dower à 2 grammes. Aucun
changement dans l'état général.

5 juin *matin*. — La diarrhée continue à diminuer et son aspect
est meilleur. Température 37°,6. Pouls, 108. Respiration, 18.
Soir. L'appétit revient. La diarrhée diminue. Température 37°,9.
Pouls, 108. Respiration, 28. Aucun traitement.

6 juin. — Les vomissements alimentaires ont reparu ainsi que
la diarrhée ; les évacuations sont abondantes, liquides, d'une
couleur foncée, non accompagnés de ténesme, température 36°,8.
Pouls, 96. Respiration, 24. Diète comme traitement.

7 juin. — La diarrhée continue à être abondante et les caractères des évacuations ne se modifient guère. Le thermomètre
marquait, le matin 36°,4. Pouls 100. Respiration 20.

9 juin *matin*. — La faiblesse a augmenté considérablement.
Les évacuations alvines, toujours aussi abondantes, sont jaunâtres. Les vomissements persistent. Température, 36°,2. Pouls,
96. Respiration, 26. *Soir*. Température, 37°,1. Pouls, 84. Respi-
tion, 20.

Traitement. — Racine de ratanhia, 12 grammes ; eau bouil-
lante, 500 grammes, pour faire une infusion, à prendre par
cuillerées à soupe.

10 juin. — Légère amélioration dans l'état général. Les évacuations alvines sont moins abondantes et moins liquides. Température, 35°,6. Pouls, 92. Respiration, 18. Traitement ; décoction blanche, 200 grammes ; phosphate de chaux, 10 grammes ;
poudre de Dower, 2 grammes, à prendre par cuillerées.

12 juin *matin*. — La faiblesse augmente. La langue est sèche,
jaune verdâtre dans sa face dorsale et rouge dans les bords et la
pointe. Soif. Appétit nul. Évacuations alvines moins abondantes
qu'auparavant. Température, 35°,5. Pouls, 102. Respiration 24.
Soir. Température 36°,1. Pouls, 118. La respiration se fait
d'après le type abdominal ; 19 inspirations à la minute.

Traitement. — Décoction blanche de Sydenham, 200 grammes ; phosphate de chaux, 10 grammes ; sirop d'opium, 30 grammes, à prendre par cuillerées à soupe.

13 juin — La faiblesse est encore plus marquée. La voix est très faible. La couleur de la peau est pâle, jaune-paille. L'œdème est très marqué dans les pieds et commence à apparaître dans les mains. La langue est sale. La soif diminue. L'appétit est nul. Les vomissements se sont suspendus. La douleur épigastrique n'existe plus. La température du matin était de 36°,9. Pouls, 104. Respiration, 17. Même traitement.

14 juin *matin*. — Décubitus dorsal. La faiblesse augmente Regard hébété. La malade ne parle presque plus. La respiration, dont les mouvements complets se font 16 fois à la minute, est irrégulière, alternativement thoracique et abdominale. Température, 35°,1. Pouls, 94. *Soir*. Pouls, 92 puls. Respiration 15. Même traitement.

15 juin *matin*. — La malade a perdu connaissance. Adynamie profonde. Fuliginosités sur les dents. Stertor trachéal. L'inspiration est très difficile ; les muscles du cou y prennent une part active. Pouls, 92. Respiration, 19. *Soir*. Mort.

Autopsie. — Amaigrissement considérable. OEdème des membres inférieurs. Les deux poumons adhèrent aux parois thoraciques par des brides de récente formation, transparentes, peu résistantes. Léger épanchement séreux, citrin, dont la quantité paraissait s'élever à quelques cents grammes, de chaque côté, dans les cavités pleurales. Aucune granulation tuberculeuse dans les plèvres. Les deux sommets pulmonaires sont pâles et ils sont le siège d'un emphysème vésiculaire très apparent. Les lobes inférieurs, dans leur partie postérieure surtout, sont fortement congestionnés. Les deux poumons sont gros et leur surface se trouve semée de points noirâtres et de granulations tuberculeuses plussensibles au palper qu'à la vue. A la coupe, ces granulations devien-

nent plus apparentes et l'on trouve alors quelques petits tuber
cules crétacés et deux autres de la grosseur d'une noisette,
jaunâtres, en état de dégénérescence caséeuse, facilement énucléables, situés vers la partie moyenne du poumon droit, près
de la surface latérale de l'organe.

Le cœur est petit; son tissu est pâle, teinte feuille morte, valvulves intactes au point de vue fonctionnel, puisqu'elles ferment
bien leurs orifices respectifs, mais présentant cependant, au
niveau des orifices auriculo-ventriculaires, les vestiges d'une
endocardite ancienne. La cavité du ventricule gauche présente
aussi des traces d'endocardite. Valvulves pulmonaires plus développées que celles de l'aorte. Dilatation légère de la partie
ascendante de la crosse aortique.

Grand épanchement séreux, citrin, transparent, de 4 litres à
peu près dans la cavité péritonéale. Adhérences péritonéales hé-
patiques. Le foie est petit, d'une couleur jaunâtre-pâle ; la capsule de Glisson s'en détache facilement. A la coupe, le tissu du
foie se montre exsangue, d'une teinte jaune-chrome uniforme. A
la pression,on en fait sourdre du sang en petite quantité et de la
bile en abondance. Dans la surface de l'organe, on trouve quelques granulations tuberculeuses et à la coupe, on en voit de la
grosseur d'une lentille, crétacées. La vésicule biliaire, dilatée, est
pleine d'une bile jaune, peu épaisse. Les reins sont un peu gros,
pâles, durs et résistants à la coupe. Les capsules sus-rénales
sont congestionnées et, à la coupe, présentent des points jaunâtres, mal limités, gros comme un petit pois, qui furent considérés comme des lésions tuberculeuses. La rate est petite ; dans sa
surface, on voit quelques granulations sur la nature desquelles
il est difficile de se prononcer ; à la coupe on voit de petits tubercules semblables à ceux rencontrés dans le foie. Utérus et ovaires sains. Dans l'intestin grêle les dernières plaques
de Peyer sont légèrement congestionnées ; celle qui se trouve
plus près de la valvulve iléo-cœcale présente une surface intesti-

nale vésiculeuse comme herpétique. On remarque une congestion
légère au niveau du cœcum et du gros intestin. Le grand épiploon présente la particularité de se trouver refoulé et pelotonné
vers la partie supérieure de la cavité, entre le côlon transverse et
l'intestin grêle ; il présente de nombreuses et grosses granulations jaunes. Les ganglions mésentériques sont d'un volume
énorme, quelques-uns sont aussi gros que des œufs de dindon ;
ils sont tous tuberculeux et se trouvent en état de dégénéres
cence graisseuse. Le pancréas, voluminuex, présentait des lésions
semblables à celles trouvées dans les capsules surrénales.

OBSERVATION IX (personnelle).

*Tuberculose pulmonaire. Pleurésie purulente à droite. Lé-
sions tuberculeuses dans le poumon, les plèvres, les ganglions bronchiques, le mésentère et les ganglions mésentériques.*

Le nommé Miguel O...,âgé de 30 ans, originaire de Samacá (1),
cultivateur, de race indienne très pure, entra à l'hôpital (service
de M. Gómez, lit n° 19), le 12 mai 1886 et fut examiné par nous
le 21 du même mois.

Antécédents. — Cet individu, d'une constitution assez robuste
auparavant, a commencé à maigrir et à s'affaiblir depuis trois
mois, sans qu'il en connaisse la cause. Grand marcheur autrefois
il ne peut faire, dès lors, une petite promenade sans ressentir des
douleurs dans les hanches et dans la colonne vertébrale. Des

---

1. Samacá, ville du département de Boyacá, 4850 habitants, située
à une altitude de 2600 m. (Hettner), et avec une température
moyenne de 15° ; voyez Esguerra, *loc. cit.*, p. 201.

Restrepo   13

sueurs froides, nocturnes, sont apparues accompagnées d'une grande soif ; l'appétit s'est conservé normal. Depuis un mois, une diarrhée est venue compliquer la situation et, ne pouvant plus rester chez lui, il a été forcé de venir à l'hôpital.

État actuel. — Décubitus latéral droit. Amaigrissement peu marqué. Teinte ictérique des conjonctives. Peau d'une teinte brune très foncée, chaude et sèche, ne présentant pas de suffusions sanguines. Ulcère atonique dans la jambe droite. État de malpropreté absolue. Cou amaigri, présentant des muscles très saillants sous la peau tendue de la région. Espaces sus-claviculaires très enfoncés. Thorax large, bien conformé. Omoplates saillants en arrière ; appendice xyphoïde faisant une saillie très marquée en avant. Paroi abdominale déprimée.

Muqueuse buccale pâle. Langue couverte d'un enduit blanc-jaunâtre, humide, sur la face dorsale ; rouge, sur les bords. Soif ardente. Appétit normal. Ventre déprimé, peu sonore à la percussion. Douleurs épigastriques augmentant par la pression. Matité à la percussion dans la région épigastrique et dans les deux hypocondres. Matité du foie plus étendue dans le sens vertical qu'à l'état normal, le bord inférieur de l'organe débordant de deux centimètres le rebord costal. Diarrhée abondante.

Les vibrations thoraciques de la voix à la palpation se trouvent exagérées vers la partie inférieure du poumon gauche ; à droite, on ne les perçoit presque pas ; elles sont moins fortes en haut. La percussion rend un son de sous-matité en bas, surtout à droite en arrière où il est très difficile de séparer la matité du foie de la sous-matité du poumon. En haut, le son est plus clair, mais moins à gauche qu'à droite. Le murmure vésiculaire est presque nul dans les deux poumons ; on l'entend cependant aux sommets dans les inspirations très profondes et alors il est accompagné de quelques râles secs. A la partie moyenne du poumon droit, en arrière, la respiration est rude, soufflée. Le poumon droit semble moins perméable dans toute son étendue que le poumon gauche. La respiration est anxieuse ; les inspirations étant au nombre de 32 à la minute. L'haleine froide, présente une odeur particulière, *éthérée*.

La matité du cœur est plus étendue dans le sens vertical qu'elle ne l'est habituellement et la pointe de l'organe bat à la limite inférieure du sixième espace intercostal. Les bruits du cœur sont tumultueux et éloignés. Le pouls bat 102 fois à la minute.

La température est de 36°,9. Le malade se plaint d'une sensation constante de froid.

Marche et traitement. — Le 13 mai, le malade a pris un purgatif salin (30 grammes de sulfate de magnésie) et a été soumis à la diète. Le 14, on lui a ordonné la diète lactée et, pour combattre la diarrhée, on lui a donné la potion suivante : décoction blanche de Sydenham 200 grammes, à prendre par petits verres. Frictions sèches.

Le 15. — On a ajouté de la tisane d'orge comme boisson et ce traitement a été conservé le 16.

Le 17. — A la décoction blanche on a ajouté 6 grammes de phosphate de chaux et 1 grammes de poudre de Dower, à prendre par petits verres ; de l'eau sucrée pour boisson.

Le 18. — Décoction blanche, 200 grammes ; phosphate de chaux, 6 grammes, à prendre par petits verres. Tisane de riz. Application de compresses imbibées dans une solution de 2 grammes de chlorure de zinc pour 300 grammes d'eau sur l'ulcère de la jambe.

Le 19. — Décoction blanche, 200 grammes ; poudre de Dower 2 grammes, à prendre par petits verres. Sa tisane et ses compresses.

Le 20. — Décoction blanche 200 grammes ; phosphate de chaux 6 grammes ; poudre de Dower, 1 gramme à prendre par petits verres. Sa tisane et ses compresses.

Le 21. — Décoction blanche 200 grammes, phosphate de chaux 4 grammes, à prendre par petits verres, sa tisane et ses compresses.

22 mai *matin*. — Le malade a passé une mauvaise nuit, se plaignant toujours de froid. Sa faiblesse a augmenté considérablement. La langue est moins sale qu'hier et elle est humide. La diarrhée continue, très abondante. La douleur épigastrique a diminué un peu. Le pouls filiforme, faible, dépressible, bat 96 fois à la minute. La température est de 36°,5 *Soir*. La faiblesse est extrême. Le pouls est encore plus misérable, battant 84 fois à la minute. La température est de 36°, 2.

Traitement. — décoction blanche, 20 grammes ; phosphate de chaux, 6 grammes ; poudre de Dower, 1 gramme, à prendre par petits verres. Tisane d'orge. Ses compresses.

23 mai. — Mort.

Autopsie. — Emaciation de la face. Les membres et le tronc ne sont pas trop amaigris. L'ulcère de la jambe est sec, à fond livide.

Le poumon gauche est pâle dans sa partie supérieure, violacé et congestionné au contraire dans la partie inférieure. Il y a une adhérence pleurale s'étendant du bord antérieur de ce poumon à la partie de la plèvre voisine du péricarde ; le point de départ de cette adhérence sur le poumon est un tubercule crétacé de la grosseur d'une noisette, situé sur ce bord antérieur au niveau de la scissure interlobulaire. Un autre tubercule, plus petit que l'antérieur et aussi à l'état crétacé existe, sur ce bord, un peu plus haut. Granulations tuberculeuses, petites, très nombreuses, superficielles, dans la partie inférieure et antérieure de ce poumon ; quelques autres, isolés, dans le sommet où il existe de l'emphysème vésiculaire. A la coupe, ce poumon ne présente pas de tubercules ; la compression fait sourdre, du tissu pulmonaire coupé, un liquide spumeux, blanc rougeâtre. Le poumon droit adhère à

la plèvre diaphragmatique et à la partie inférieure de la plèvre
pariétale. Les adhérences pleurales latérales limitent une cavité
traversée par des fausses membranes et contenant du pus jaunâtre, crémeux, épais, inodore, dans sa partie supérieure ; la partie inférieure de la cavité, séparée de la supérieure par des
fausses membranes, présente une surface lisse, pâle sans néo-membranes et renfermant peu de liquide. Le tissu pulmonaire, est congestionné, ramolli, farci de granulations tuberculeuses, abondantes
surtout vers la base où l'on aperçoit deux gros tubercules en état
de dégénérescence graisseuse. Il y a de l'emphysème vésiculaire
dans le sommet. La partie libre de la cavité plèvrale est tapissée
de granulations tuberculeuses. Les ganglions bronchiques sont
gros, noirâtres, caséeux.

Le cœur est gros. La paroi ventriculaire gauche est d'un tiers
plus épaisse qu'à l'ordinaire. Les orifices aortique et mitral semblent un peu dilatés ; les valvulves les obturent bien cependant.
L'endocarde ventriculaire droit est d'un rouge foncé, comme ma-
céré. La cavité ventriculaire droite présente de gros coagulums
post mortem.

Les dernières plaques de Peyer, celles qui sont les plus pro-
ches de la valvulve iléo-cœcale, sont légèrement congestionnées.
Les ganglions mésentériques sont infarctés, ramollis, noirâtres.
Dans le mésentère, on perçoit des granulations tuberculeuses.
Le foie est gros, en état de dégénérescence graisseuse. Un gan-
glion lymphatique, situé près du hile du foie, est ingurgité et semble tuberculeux. La vésicule biliaire est pleine d'une bile épaisse
d'une couleur vert-clair.

OBSERVATION X (personnelle).

Lésions tuberculeuses dans les poumons, les ganglions

*bronchiques, le péritoine, les ganglions mésentériques et
les reins.*

Le nommé Jesús M..., âgé de 35 ans, originaire de Bogota (1),
conducteur de mulets, entra à l'hôpital le 4 août 1885 et occupa
le lit nº 28, dans le service de M. Gómez.

Antécédents. — Cet homme, d'une taille élevée et de race indienne pure, était autrefois d'une complexion assez robuste ;
mais les privations constantes auxquelles il a été soumis, se
nourrissant mal et faisant souvent des marches forcées pendant
toute une journée, sans prendre d'aliments et couchant en plein
air, ont fini par affaiblir sa constitution. Il a vu ses forces diminuer de jour en jour et, depuis trois mois, il s'est vu forcer de
quitter ses occupations, une diarrhée tenace étant venue compliquer la situation et augmenter la fatigue et la faiblesse extrême
qu'il ressentait. Le malade a une ozène vieille de plusieurs années et une blennorrhagie qui dure depuis trois ans.

État actuel. — Amaigrissement très marqué. Formes osseuses,
sèches. Affaiblissement extrême. Sueurs nocturnes, se présentant
surtout pendant le sommeil. Indifférence complète pour tout ce
qui l'entoure. Le malade ne se plaint de rien ; il dit ne ressentir
aucune douleur et ne désire que de rester pelotonné dans son lit,
couvert de la tête aux pieds, pour éviter le froid qu'il ressent
toujours. Teinte terreuse de la peau. Conjonctives très pâles,
ainsi que la muqueuse des lèvres.

La langue est humide, mais le malade a toujours soif. L'appétit est presque nul. Le ventre est légèrement météorisé ; les
parois abdominales sont tendues, dures à la palpation ; il y a de
l'empâtement et l'on perçoit des masses irrégulières, quand on
comprime fortement les parois. Il n'y a du reste aucune douleur

1. Voyez Observation I (Note).

et le malade n'a jamais eu de vomissements. Les évacuations alvines, en nombre de 5 ou 6 dans la nuit, et rares dans la journée, sont liquides, abondantes, blanc-jaunâtres, se faisant sans douleur et étant quelquefois lientériques.

Haleine fétide, répandant une odeur insupportable autour du malade. Toux fréquente, accompagnée de crachats muqueux. Les vibrations thoraciques de la voix, examinées à la palpation, se trouvent légèrement exagérées dans les sommets ; elles sont normales en bas. A la percussion, on obtient un son peu clair dans les sommets ; à la partie inférieure des deux poumons, le son est moins mat. A l'auscultation, le murmure vésiculaire est très affaibli dans toute l'étendue de la poitrine. Aux sommets, on perçoit quelques râles muqueux, disséminés et quelques craquements secs. La respiration est saccadée. Les mouvements respiratoires se font au nombre de 16 à la minute.

Le malade éprouve des palpitations de temps en temps. Le pouls est faible, presqu'imperceptible, et on arrive avec peine à compter 110 pulsations à la minute. La température est de 37°,7.

Les urines sont rares, mais d'apparence normale.

Marche et traitement. — L'indication la plus pressante étant celle de combattre la diarrhée, on a donné au ma'ade la potion suivante : décoction blanche de Sydenham, 300 grammes ; phosphate de chaux, 3 grammes ; poudre de Dower, 80 centigrammes à prendre par cuillerées à soupe. On le soumettait, en même temps à une alimentation réglée avec du lait dont on augmenta la quantité tous les jours jusqu'à ce qu'on fut arrivé au régime lacté exclusif. Ce traitement fut continué pendant les douze jours qui suivirent, mais sans en obtenir aucun résultat. Le malade se sentait de plus en plus faible et frileux ; il ne voulait plus sortir du lit, prenait le lait avec dégoût et ne demandait qu'à ce qu'on le laissât tranquille. La diarrhée ne cédait pas et les phénomènes du côté du poumon persistaient. La mort est survenue insensiblement le 17 août.

Autopsie. — Les poumons étaient pâles, en général ; mais dans quelques endroits, ils présentaient des taches congestives. En avant et en haut, et sur le bord antérieur il y avait, des deux côtés, de l'emphysème vésiculaire. Des adhérences pleurales assez étendues existaient dans les deux cavités. Les deux poumons étaient criblés de granulations tuberculeuses ; il y en avait de toutes les grandeurs et, dans divers état d'évolution, depuis la simple granulation grise, jusqu'aux tubercules gros comme une noisette, jaunâtres, en voie de transformation caséeuse. Il n'y avait pas de cavernes. Quelques ganglions bronchiques étaient devenus tuberculeux.

Des adhérences s'étaient formées dans le péritoine ; elles avaient réuni entre elles les anses intestinales. Les parois de l'intestin grêle étaient épaissies, et le calibre du tube était un peu réduit. La muqueuse intestinale présentait de nombreuses taches ecchymotiques bien apparentes. Le long des vaisseaux intestinaux, on remarquait d'abondantes granulations tuberculeuses. Le mésentère, examiné à la lumière transmise présentait de petites granulations tuberculeuses très nombreuses (*poussière tuberculeuse*), située le long des vaisseaux. Les ganglions mésentériques étaient gros, jaunâtres en voie de dégénérescence caséeuse. Le foie et la rate ne présentaient pas de tubercules et étaient de volume normal, le premier de ces organes avait une couleur rouge très foncée. La substance corticale des reins était le siége de nombreuses granulations grises.

CONCLUSIONS

De tout ce que nous venons de dire, nous tirons les conclusions suivantes :

I. Le Plateau de Bogota, qui s'élève à une altitude de 2650 mètres en moyenne au-dessus du niveau de la mer, possède un climat qui se fait remarquer par sa constance et par son uniformité. La température moyenne est de 14°, 5 à 15° centigrades, elle ne change presque pas d'un mois à l'autre ni d'un jour à l'autre ; quant aux variations nycthémérales, elles sont aussi peu importantes et ce n'est que, pendant la première saison sèche, qui correspond à l'hiver de l'hémisphère boréal que l'on voit le thermomètre parcourir une échelle étendue de zéro à 20°. La pression atmosphérique moyenne à Bogota est de 560 millimètres et ses variations, pendant le cours d'une année, sont très peu considérables ; les oscillations nycthémérales sont très régulières comme il arrive toujours dans la zone torride, et elles parcourent une échelle de 2mm. 50 en moyenne. La quantité d'eau de pluie qui tombe annuellement à Bogota est de 1m, 102, 6 et l'état hygrométrique moyen peut y être évalué à 75°, ainsi ce climat est plutôt un climat humide. Les vents constants qui règnent au Plateau sont : l'alizé de l'hémisphère sud en été et l'alizé de l'hémisphère nord en hiver ; pendant le printemps, le vent dominant est un vent du sud-ouest et quelquefois de l'ouest : en automne, les vents sont très variables et plus ou moins forts ; mais jamais, dans aucune saison, il n'y a de véritables ouragans à Bogotá. On n'observe pas de véritables saisons au Plateau : il n'y a que des époques sèches et des époques pluvieuses qui alternent deux fois pendant une année ; les deux saisons sèches correspondant à l'hiver et à l'été de l'hémisphère boréal ; et les deux pluvieuses, au printemps et à l'automne.

II. — L'acclimatement au plateau de Bogotá n'a présenté de difficultés ni pour les indiens, ni pour les Espagnols. Les premiers occupent le Plateau depuis plusieurs siècles et s'y sont parfaitement adaptés ; les autres envahirent la contrée vers le milieu du xvi° siècle et ils s'y sont multipliés si rapidement qu'aujourd'hui, ils forment près de la moitié de la population. Hors ces deux races, il y a encore au Plateau des métis issus de leur mélange qui, avec les indiens, forment, presqu'exclusivement la classe pauvre de la société bogotaine.

III. — Les nouveaux venus au Plateau éprouvent ordinairement, pendant les premiers jours, quelques phénomènes qui se rapprochent du *soroche* ou *mal des montagnes* et qui consistent en des tintements d'oreilles, un besoin fréquent d'uriner, la soif, un peu de fatigue musculaire et quelquefois de la céphalalgie et des nausées. Mais ces phénomènes disparaissent promptement, aussitôt que l'adaptation au milieu raréfié dans lequel vit l'individu se produit. Une habitation et une alimentation convenables contrecarrant les effets de la diminution de la température d'une part et d'autre part, l'absorption d'une plus grande quantité d'oxygène à chaque mouvement respiratoire par des inspirations plus profondes et plus amples sont les agents de cette adaptation. La plus grande fréquence de la respiration et des mouvements du cœur, qui s'observent quelquefois pendant les premiers jours, disparaissent après.

IV. — La même modification de la respiration se retrouve chez les individus, blancs, indiens ou métis originaires du Plateau et eux aussi ne parviennent à absorber la quantité d'oxygène qui leur est nécessaire qu'en exécutant des inspirations plus profondes. La plus grande activité de combinaison de l'oxygène, lorsqu'il est soumis à un certain degré de décompression, pourrait aussi être invoquée pour expliquer cette compensation, quant à l'augmentation des diamètres du thorax des indiens originaires du Plateau, et à l'augmentation du nombre des respirations et des pulsations chez eux et chez les blancs qui y sont nés, nous ne pouvons pas les admettre; l'augmentation de diamètre étant une simple apparence due à la taille des indiens, inférieure à la moyenne et au développement de leur système musculaire, et l'augmentation du nombre des respirations et des pulsations n'étant pas du tout prouvée.

V. — Mais malgré cet acclimatement déjà obtenu, et malgré la bénignité du climat, les habitants du Plateau de Bogota ne possèdent pas une grande force de résistance contre l'invasion des maladies de toute nature qui s'emparent facilement d'eux, présentant souvent une plus grande gravité que ne le comporte leur nature. Ce fait paraît être le résultat des mauvaises conditions hygiéniques, générales et individuelles, au milieu desquelles vivent ces individus, et surtout à leur alimentation incomplète quoique parfois trop abondante, spécialement parmi les gens pauvres, travailleurs, ouvriers, etc.

VI. — En ce qui concerne les prédispositions pathologiques que le climat du Plateau occasionne chez les individus qui y sont nés et qui y ont vécu et les immunités que ce climat leur confère, nous n'en pouvons rien dire, nous étant borné, dans ce travail, a établir les rapports existant entre la phtisie, et les races et le climat du Plateau de Bogotá. Ainsi, dans le cours de notre étude, nous avons prouvé que cette maladie existe et est même assez fréquente à Bogotá ; qu'elle sévit de préférence parmi les indiens et les métis, ce qui est dû, à notre avis, à ce que ces deux sortes d'individus sont dans de détestables conditions de vie et d'alimentation qui, les conduisant à l'i-nanitiation (Peter), les prédisposent à acquérir plus facilement que les individus des classes aisées, dont les conditions hygiéniques sont meilleures, la tuberculose pulmonaire ou autre.

VI. — Mais si l'habitation sur le Plateau ne confère aucune sorte d'immunité pour la phthisie ni aux indigènes ni aux nouveaux venus, elle exerce pourtant une très bonne influence sur cette maladie lorsqu'elle a été acquise ailleurs. En effet il est d'observation vulgaire à Bogota que les phthisiques qui arrivent au Plateau, venant des terres basses et même d'Europe, y éprouvent une grande amélioration, laquelle exceptionnellement, pourrait même aller jusqu'à une guérison complète.

VII. — Le climat agit aussi sur la tuberculose pulmonaire acquise au Plateau et, sans faire d'elle une maladie différente de la phthisie européenne, il la modifie assez pour que quelques nuances séparent ces deux manifestations d'une même maladie. Ainsi, au point de vue anatomo-pathologique, on remarque des différences dans le siége, la *forme* et l'*évolution* des lésions tuberculeuses. Quant au *siége*, la différence consiste en ce que, chez les Bogotains, l'invasion ne commence pas toujours par le sommet, les cas où les parties, moyenne ou inférieure du poumon sont les premières atteintes étant au moins aussi nombreux que ceux où le sommet est la première partie envahie. Quant à la *forme* des lésions, les cas où elles apparaissent exclusivement sous la forme de petites granulations sont rares, l'ordinaire étant qu'elles affectent, de bonne heure, la forme de grosses masses, irrégulièrement disséminées dans le poumon, accompagnées ou non de petites granulations. En ce qui concerne l'*évolution* ultérieure des formations tuberculeuses, elles subissent rapidement, dans la phthisie du Plateau, la dégénérescence graisseuse, le ramollissement et la fusion sont très rares, ce qui explique la rareté de la formation des cavernes chez de tels malades ; la dégénérescence crétacée a été très-rarement observée et, quant à la transformation fibreuse, elle n'a pas été rencontrée jusqu'à présent. Un autre fait appelle l'attention au point de vue anatomo-pathologique dans la phthisie que nous étudions, et c'est la fréquence de l'invasion de certains organes tels que les ganglions bronchiques, le foie, les reins et surtout la rate et les ganglions mésentériques. L'invasion, presque constante de ces derniers organes ainsi que des tuniques intestinales, doit être rapprochée de ce fait que, dans l'alimentation de la classe pauvre, entrent des viandes et des viscères provenant d'animaux tuberculeux et que l'on absorbe sans les avoir soumises à une coction complète. Dans tous les cas, et toujours au même point de vue, il est à remarquer que les lésions tuberculeuses chez nos phthisiques, ne déterminent presqu'aucune réaction du côté des tissus envahis ou des parties voisines, ces tissus paraissant rester indifférents au développement de telles lésions. Cette absence de réaction du côté des tissus atteints, pourrait être invoquée pour expliquer les différences symptomatologiques que l'on rencontre entre notre phthisie et la phthisie européenne et qui consistent en la rareté des hémorrhagies de toutes sortes, de la toux et des vomissements, de la fièvre et des sueurs nocturnes, etc.

VIII. — L'évolution de la phthisie est ordinairement très lente à Bogolá, et si l'individu atteint peut vivre dans de bonnes conditions hygiéniques, se nourrissant bien et se gardant de toutes sortes d'excès, il est sûr que la maladie ne progressera que très-lentement et qu'elle lui permettra de vivre longtemps dans un état de santé assez bon. Malheureusement, ces conditions ne peuvent être obtenues par les gens pauvres qui, déjà affaiblis par les fatigues et les privations de toute nature, n'ont pas la force de résister à l'invasion de la tuberculose qui les tue dans un laps de temps relativement court. Les complications intestinales sont, dans ces cas-là, la cause ordinaire de la mort.

TABLE DES MATIÈRES.

Imp. de l'Ouest, A. Nézan, Mayenne.

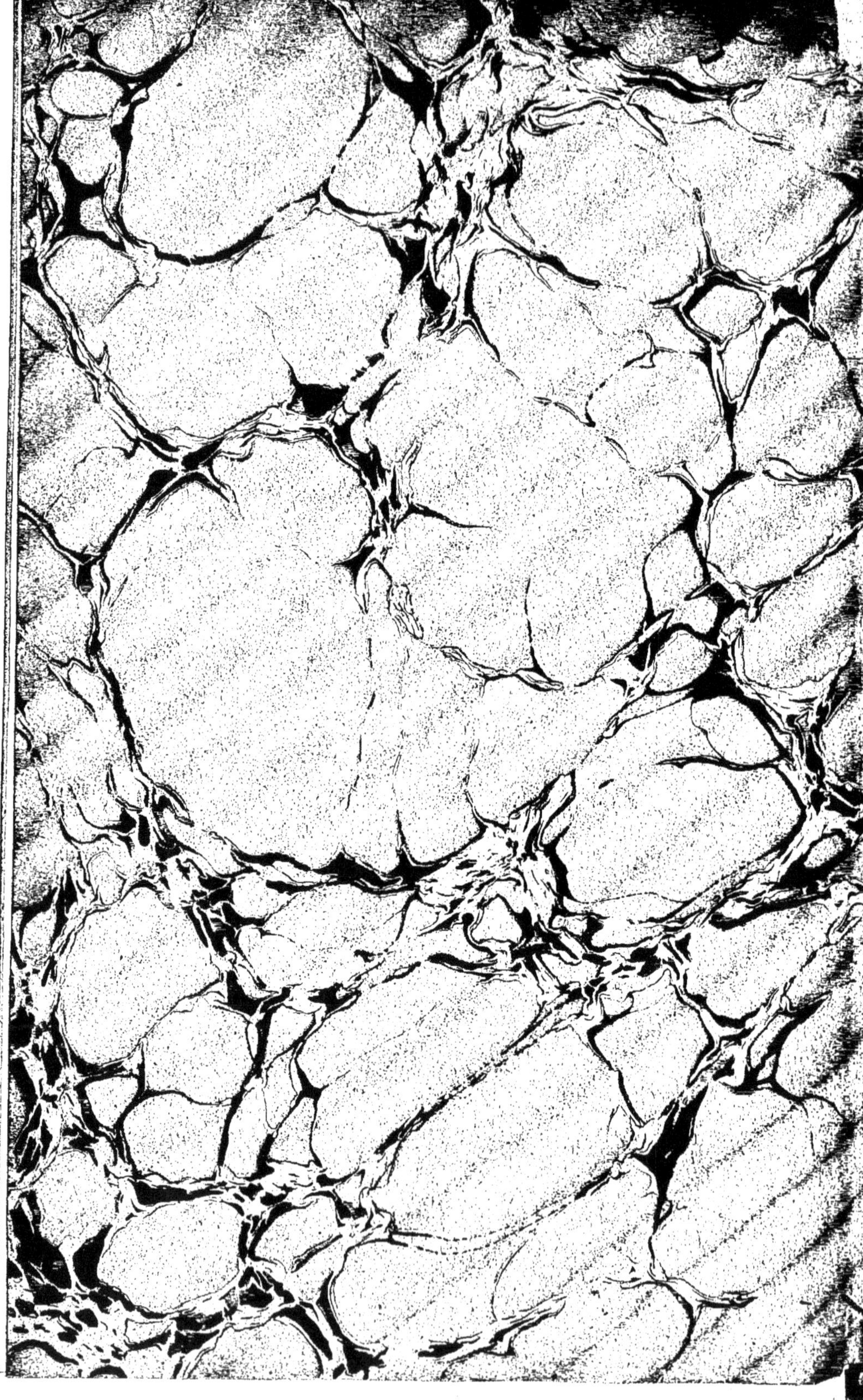

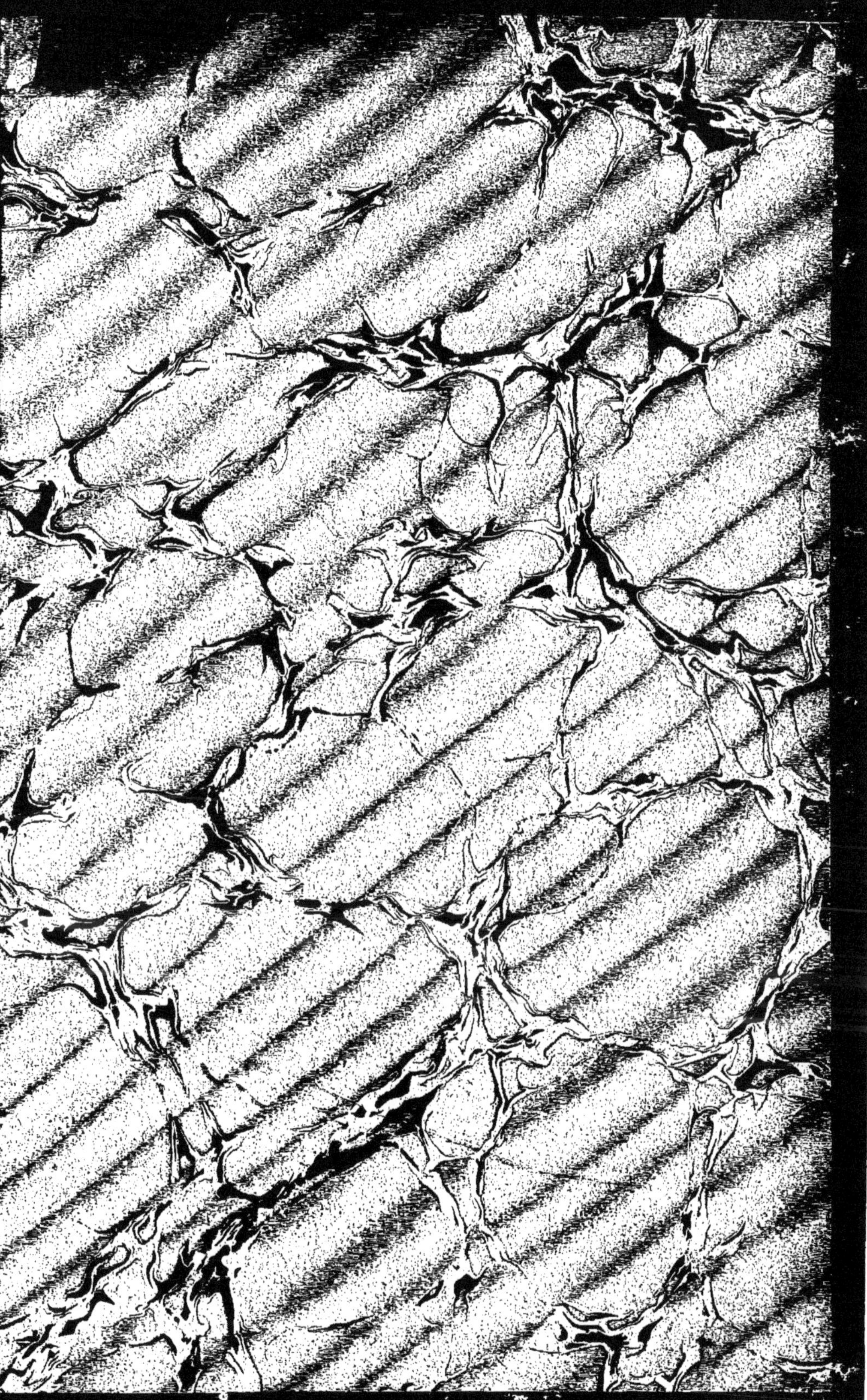

www.ingramcontent.com/pod-product-compliance
Ingram Content Group UK Ltd.
Pitfield, Milton Keynes, MK11 3LW, UK
UKHW021209140726
13695UKWH00002B/430